Tobias Behr

Überwachung und Optimierung der Thienopyridin-Therapie

Tobias Behr

# Überwachung und Optimierung der Thienopyridin-Therapie

bei Patienten mit koronarer Stentimplantation mit Hilfe der Mehrfach-Elektroden Plättchen-Aggregometrie

Südwestdeutscher Verlag für Hochschulschriften

**Impressum/Imprint (nur für Deutschland/only for Germany)**
Bibliografische Information der Deutschen Nationalbibliothek: Die Deutsche Nationalbibliothek verzeichnet diese Publikation in der Deutschen Nationalbibliografie; detaillierte bibliografische Daten sind im Internet über http://dnb.d-nb.de abrufbar.
Alle in diesem Buch genannten Marken und Produktnamen unterliegen warenzeichen-, marken- oder patentrechtlichem Schutz bzw. sind Warenzeichen oder eingetragene Warenzeichen der jeweiligen Inhaber. Die Wiedergabe von Marken, Produktnamen, Gebrauchsnamen, Handelsnamen, Warenbezeichnungen u.s.w. in diesem Werk berechtigt auch ohne besondere Kennzeichnung nicht zu der Annahme, dass solche Namen im Sinne der Warenzeichen- und Markenschutzgesetzgebung als frei zu betrachten wären und daher von jedermann benutzt werden dürften.

Coverbild: www.ingimage.com

Verlag: Südwestdeutscher Verlag für Hochschulschriften GmbH & Co. KG
Heinrich-Böcking-Str. 6-8, 66121 Saarbrücken, Deutschland
Telefon +49 681 37 20 271-1, Telefax +49 681 37 20 271-0
Email: info@svh-verlag.de

Zugl.: München, LMU, Diss., 2011

Herstellung in Deutschland:
Schaltungsdienst Lange o.H.G., Berlin
Books on Demand GmbH, Norderstedt
Reha GmbH, Saarbrücken
Amazon Distribution GmbH, Leipzig
ISBN: 978-3-8381-3153-5

**Imprint (only for USA, GB)**
Bibliographic information published by the Deutsche Nationalbibliothek: The Deutsche Nationalbibliothek lists this publication in the Deutsche Nationalbibliografie; detailed bibliographic data are available in the Internet at http://dnb.d-nb.de.
Any brand names and product names mentioned in this book are subject to trademark, brand or patent protection and are trademarks or registered trademarks of their respective holders. The use of brand names, product names, common names, trade names, product descriptions etc. even without a particular marking in this works is in no way to be construed to mean that such names may be regarded as unrestricted in respect of trademark and brand protection legislation and could thus be used by anyone.

Cover image: www.ingimage.com

Publisher: Südwestdeutscher Verlag für Hochschulschriften GmbH & Co. KG
Heinrich-Böcking-Str. 6-8, 66121 Saarbrücken, Germany
Phone +49 681 37 20 271-1, Fax +49 681 37 20 271-0
Email: info@svh-verlag.de

Printed in the U.S.A.
Printed in the U.K. by (see last page)
ISBN: 978-3-8381-3153-5

Copyright © 2012 by the author and Südwestdeutscher Verlag für Hochschulschriften GmbH & Co. KG and licensors
All rights reserved. Saarbrücken 2012

Die Inhalte dieses Buches wurden bisher im Rahmen einer Dissertation
zum Erwerb des Doktorgrades der Medizin
an der Ludwig-Maximilians-Universität München veröffentlicht.

# Inhaltsverzeichnis

| | | |
|---|---|---|
| **1** | **Einleitung** | **7** |
| 1.1 | Historische Entwicklung der interventionellen Kardiologie | 7 |
| 1.2 | Thrombozytenaggregation | 9 |
| 1.3 | Wirkungsweise der Thrombozytenaggregationshemmer | 11 |
| 1.4 | Instent-Restenose und Stentthrombose | 12 |
| 1.5 | Messung der Clopidogrelwirkung | 16 |
| 1.6 | Messung der Thienopyridin-Wirkung mit dem Multiplate®-System | 17 |
| | | |
| **2** | **Fragestellung und Ziele der vorliegenden Untersuchung** | **20** |
| | | |
| **3** | **Material und Methoden** | **21** |
| 3.1 | Messung der Thrombozytenaggregation mit dem Multiplate®-System | 21 |
| 3.2 | Validierung der Multiplate®-Messung | 22 |
| 3.3 | Erstellung von Referenzbereichen für den ADP- und TRAP-Test | 26 |
| 3.4 | Messung der Thienopyridin-Wirkung bei Patienten nach Stentimplantation | 26 |
| 3.5 | Messung der Thrombozytenaggregation vor PCI und 600 mg Clopidogrel-Loading und nach Verabreichung von Clopidogrel | 27 |
| 3.6 | Untersuchungen zum optimalen Zeitpunkt der Messung nach Gabe der Loading-dose | 28 |
| 3.7 | Reproduzierbarkeit der MEA-Messungen | 28 |
| 3.8 | Therapie und Monitoring bei Clopidogrel-Low-Respondern | 29 |
| 3.9 | Untersuchungen zur Wirksamkeit von Prasugrel | 30 |
| 3.10 | Verlaufskontrolle der Patienten mit ausreichendem und unzureichendem Ansprechen auf Thienopyridine | 30 |
| 3.11 | Statistische Methoden | 31 |
| | | |
| **4** | **Ergebnisse** | **34** |
| 4.1 | Präzision in Serie | 34 |
| 4.2 | Präzision von Tag zu Tag | 35 |
| 4.3 | Einfluss der Thrombozytenzahl und des Hämatokrits | 36 |
| 4.4 | Einfluss von Venenstauung und Kanülen-Durchmesser | 40 |
| 4.5 | Einfluss des Füllungsgrades des Hirudin-Röhrchens | 41 |

| | | |
|---|---|---|
| 4.6 | Einfluss der „Ruhelagerung" | 41 |
| 4.7 | Einfluss des Rohrpostversands | 42 |
| 4.8 | Einfluss des Zeitintervalls zwischen Blutentnahme und Messung | 43 |
| 4.9 | Erstellung von Referenzbereichen für den ADP- und TRAP-Test | 44 |
| 4.10 | Festlegung des Cut-off-Wertes | 47 |
| 4.11 | Patientenkollektiv, das für die Studie zum Monitoring der Thienopyridin-Wirkung herangezogen wurde | 48 |
| 4.12 | Messung der Thrombozytenaggregation vor PCI und 600 mg Clopidogrel-Loading-dose und nach Verabreichung von Clopidogrel | 48 |
| 4.13 | Untersuchungen zum optimalen Zeitpunkt der MEA-Messung nach Gabe der Loading-dose | 49 |
| 4.14 | Ergebnisse der Kontrolluntersuchungen bei Patienten mit initial nicht eindeutig beurteilbaren MEA-Werten | 50 |
| 4.15 | Reproduzierbarkeit der MEA-Messungen | 51 |
| 4.16 | Abhängigkeit der MEA-Werte vom Messzeitpunkt | 53 |
| 4.17 | Anteil der Clopidogrel-Low-Responder unter Standard-Therapie | 55 |
| 4.18 | ADP- und TRAP-Werte bei Clopidogrel-Respondern mit bzw. ohne ACS sowie mit bzw. ohne Diabetes mellitus | 58 |
| 4.19 | Therapie und Monitoring bei Clopidogrel-Low-Respondern | 59 |
| 4.20 | Verlaufskontrolle der Patienten mit ausreichendem und unzureichendem Ansprechen auf Thienopyridine | 66 |
| **5** | **Diskussion** | **70** |
| 5.1 | Allgemeines | 70 |
| 5.2 | Einflussfaktoren der MEA-Messungen | 71 |
| 5.3 | Verlässlichkeit der MEA-Messungen im klinischen Routinebetrieb | 74 |
| 5.4 | Festlegung des Cut-off-Wertes | 76 |
| 5.5 | Interpretation der MEA-Messungen und Indikation für Kontrolluntersuchungen | 77 |
| 5.6 | Festlegung des optimalen Zeitpunkts der MEA-Messung nach Gabe der Loading-dose | 79 |
| 5.7 | Low-Responder-Rate und Einflussgrößen | 80 |
| 5.8 | Dauerhaft erhöhte Thrombozytenaggregation – ein Risikofaktor | 81 |
| 5.9 | Therapie-Optimierung der Low-Responder | 83 |
| 5.10 | Klinische Wirksamkeit der Therapie-Optimierung bei den Low-Respondern | 85 |
| 5.11 | Prasugrel – die Pauschallösung für die Thrombozytenaggregationshemmung? | 86 |

| | | |
|---|---|---|
| 6 | **Zusammenfassung** | **87** |
| | **Anhang 1** | **90** |
| | **Literaturverzeichnis** | **91** |

# Häufig benützte Abkürzungen

| | |
|---|---|
| ACS | Akutes Koronarsyndrom |
| ASS | Acetylsalicylsäure |
| AUC | Area under the Curve |
| BMS | Bare-Metal-Stent |
| cAMP | Zyklisches AMP |
| COX | Zykloxygenase |
| DES | Drug-Eluting-Stent |
| DM | Diabetes Mellitus |
| EF | Ejektionsfraktion |
| GPIIb/IIIa | Glykoprotein IIb/IIIa |
| Hk | Hämatokrit |
| KHK | Koronare Herzkrankheit |
| MACCE | Major Adverse Cardiac and Cerebrovascular Events |
| MEA | Mehrfach-Elektroden Aggregometrie |
| NSTEMI | Nicht-ST-Hebungsinfarkt |
| OR | Odds Ratio |
| PCI | Perkutane Koronarintervention |
| Plt | Plättchen |
| PPI | Protonenpumpen-Inhibitor |
| STEMI | ST-Hebungsinfarkt |
| TAH | Thrombozytenaggregationshemmung |
| TRAP | Thrombin Receptor Activating Peptide |
| U | Units |
| VK | Variationskoeffizient |

# 1. Einleitung

## 1.1 Historische Entwicklung der interventionellen Kardiologie

Die interventionelle Kardiologie wurde am 16.09.1977 in Zürich durch Andreas Grüntzig mit der ersten Ballondilatation einer Koronararterienstenose begründet. Erste Limitationen und Probleme dieser neuen Technik waren die akute Gefäßdissektion mit nachfolgendem Gefäßverschluss und die Restenosierung des eröffneten Gefäßes (137). Als wesentlicher Pathomechanismus der Akutkomplikation werden elastische Rückstellkräfte genannt. Die Restenose hingegen beruht auf der Proliferation glatter Gefäßmuskelzellen. Weitere Techniken wie die direktionale Atherektomie oder die Rotablation zeigten bei der Überwindung dieser Komplikationen nicht den erwünschten Erfolg (56,104).

Erste Fortschritte gab es durch die Entwicklung von Stents. Diese Endoprothesen wurden von Seiten des Gefäßlumens zunächst auf zwei unterschiedliche Arten implantiert: entweder wurden selbstexpandierende Stents eingesetzt, die sich nach Einbringen in das Gefäß und Freisetzen aus einer Hülse selbstständig an die Gefäßwand anlegten, oder Stents, die auf einen Ballon vormontiert wurden, welcher dann im Gefäß aufgedehnt wurde und den Stent an die Gefäßwand drückte (141).

Das Ziel der Implantation einer Gefäßstütze war zweifach: Zum einen wurde eine Senkung der Akut-Verschlussrate (Dissektion, Elastic Recoil etc.) angestrebt, zum anderen eine Senkung der Restenose-Rate. Die weltweit erste Stentimplantation in ein Koronargefäß wurde am 28.03.1986 von Jacques Puel in Toulouse durchgeführt. Er verwendete dabei einen selbstexpandierenden Wallstent (101). Der erste ballonexpandierbare Palmaz-Schatz-Stent wurde 1989 in Mainz eingesetzt (38). Die Ergebnisse waren aber unbefriedigend, da es bei bis zu 24% der Patienten nach Implantation eines selbstexpandierenden Stents zu akuten oder subakuten thrombotischen Verschlüssen des behandelten Gefäßes mit schweren Infarkten kam (120). Die Komplikationsrate der ballondilatierten Stents war zwar geringer, aber mit 10% dennoch sehr hoch (60).

Den belegbaren Vorteilen (Senkung der Akut-Verschlussrate und der Restenose-Rate) stand der gravierende Nachteil der Stentthrombose als neue Erkrankung mit hoher Letalität gegenüber. Schon bei den ersten Tierversuchen zeigte sich, dass die Implantation der Stents die Blutgerinnung aktivierte und zu Thrombosen führte, welche in ihrem Ausmaß von Stentbeschaffenheit, -größe und -lage abhingen. Die aus der Erkenntnis, dass die Thrombogenität eines Metalls durch seine Oberflächenbeschaffenheit bedingt ist, resultierenden Versuche, eine ideale antithrombogene Metallverbindung zu finden, hatten nur wenig Erfolg (36,83,103,114). Die Thrombusbildung wurde daher nur zum Teil auf die Stentbeschaffenheit zurückgeführt.

Erste Erfolge bei der Reduzierung thrombogener Komplikationen gelangen Schatz (113) nach Implantation von ballondilatierenden Stents durch die perinterventionelle Gabe von Dextran und Heparin und einer anschließenden Thrombozytenaggregationshemmung (TAH) durch Acetylsalicylsäure (ASS) und Dipyridamol.

Die Komplikationsrate der selbstexpandierenden Stents versuchte man mit Urokinase, Heparin, ASS, Dipyridamol und Coumadin zu verringern (125). Trotz dieser aggressiven antithrombogenen Therapie blieb die Stentthrombose ein großes Problem, weswegen zusätzlich noch Dextran und Sulfinpyrazon verabreicht wurden (120).

Mit der Zahl der Koagulationshemmer stieg jedoch auch die Zahl unerwünschter Blutungen. So war das Risiko einer größeren Blutung nach einer Ballonangioplastie mit 3-4 % wesentlich geringer als nach einer Stentimplantation, nach der in 7-24 % der Fälle über Blutungskomplikationen berichtet wurde (26,43,119). Zudem verdoppelte sich die Liegezeit im Krankenhaus auf drei bis sechs Tage (28). Die zusätzlichen Risiken in Kombination mit der nach wie vor hohen Rate an Stentthrombosen reduzierten den Nutzen einer Stentimplantation deutlich.

Die Entwicklung und Anwendung des intravaskulären Ultraschalls führte zu einem weiteren Fortschritt: Es wurde festgestellt, dass über 80 % der implantierten Stents nicht ausreichend entfaltet waren, obwohl dies angiographisch nicht zu erkennen war (51,94). Aus diesem Grund wurden größere Ballons mit einem höheren Druck verwendet, um eine optimale Implantation der Stents zu gewährleisten, sog. Hochdruck-Implantationstechnik (29).

Zeitgleich wurde nach Entwicklung der neuen Substanzklasse der Thienopyridine eine neue Strategie entwickelt, um die Entstehung von Thrombosen zu vermeiden, nämlich die Gabe der Thrombozytenaggregationshemmenden Medikamente Ticlopidin und ASS („duale Thrombozytenaggregationshemmung") ohne zusätzliche postinterventionelle Antikoagulation mit Heparin oder Vitamin K-Antagonisten. Diese duale Plättchenhemmung reduzierte nach den ersten Studien nicht nur die Rate an Blutungskomplikationen, sondern auch das Risiko einer Stentthrombose auf 0,8 bis 1,9 % (2,29,55).

In der FANTASIC-Studie sowie bei weiteren Untersuchungen zeigte sich, dass eine duale Plättchenhemmung mit ASS und Ticlopidin bezüglich Stentthromboserate und Blutungskomplikationen einer Antikoagulation mit ASS, Heparin und Warfarin überlegen ist (11,80,115).

Aber auch die Therapie mit dem Thienopyridin Ticlopidin hatte ihre Nachteile. Aufgrund der langsamen Entfaltung seiner Wirkung bietet es insbesondere in den ersten 72 Stunden nach Stentimplantation keinen ausreichenden Schutz. Dies kann zwar dadurch ausgeglichen werden, dass bei elektiven Eingriffen zwei bis drei Tage vor Stentimplantation mit der Ticlopidin-Therapie begonnen wird, bei notfallmäßigen Interventionen ist der verzögerte Wirkungseintritt jedoch problematisch. Zudem führt Ticlopidin gelegentlich zur Depression des Knochenmarks mit daraus resultierenden Neutro- und Thrombopenien (108).

Beide o.g. Probleme wurden durch ein anderes Thienopyridin beseitigt: Clopidogrel kann im Gegensatz zu Ticlopidin als loading dose (300 bzw. 600 mg) verabreicht werden, wodurch eine deutliche Hemmung der Thrombozytenaggregation nach wenigen Stunden erreicht werden kann (110). Außerdem zeigt es nur in seltenen Fällen eine knochenmarksdepressive Wirkung (24).

Somit sehen die Leitlinien der Deutschen Gesellschaft für Kardiologie – Herz- und Kreislaufforschung e.V. derzeit zur Stent-Thromboseprophylaxe eine duale Plättchenhemmung mittels ASS und Clopidogrel vor (15).

Neuere Substanzen wie Prasugrel oder Ticagrelor kommen als potentielle Alternativen zu Clopidogrel hinzu (61,143).

## 1.2 Thrombozytenaggregation

Wie die historische Entwicklung gezeigt hat, ist nicht, wie anfangs vermutet wurde, die plasmatische Gerinnung und Fibrinbildung für die Entstehung einer Stentthrombose verantwortlich, sondern v.a. die Thrombozytenaktivierung, -adhäsion und -aggregation. Um nachvollziehen zu können, wie die verschiedenen Thrombozytenaggregationshemmer wirken, wird im Folgenden der Mechanismus der Thrombozytenaktivierung stark vereinfacht dargestellt (Abb. 1).

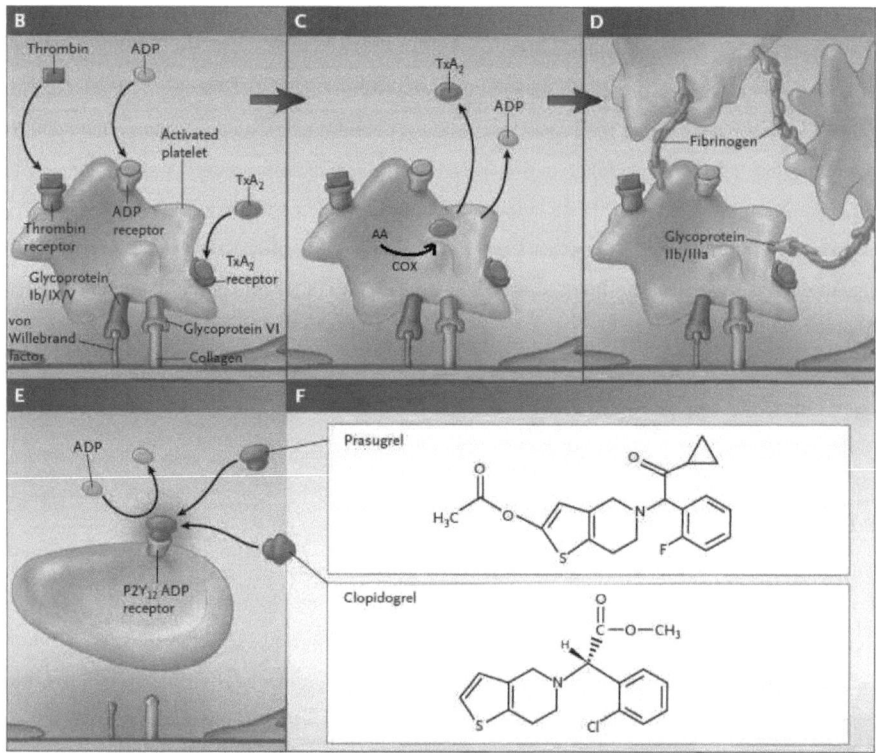

Abb. 1: Die wichtigsten Thrombozyten-Aktivierungswege und Blockade des P2Y12-Rezeptors durch Clopidogrel oder Prasugrel (modifiziert nach 12)

Thrombozyten werden initial durch Adhäsivproteine, nämlich bei hoher Schubspannung durch den von Willebrand-Faktor (105), bei niedriger durch Fibrinogen (109) und das bei Verletzungen aus der subendothelialen Matrix freigelegte Kollagen aktiviert (10,58). Dies führt im weiteren Verlauf u.a. zur Freisetzung von ADP und anderen Mediatoren aus den Thrombozyten-Granula (71). Zugleich wird Arachidonsäure aus Membranphospholipiden freigesetzt und mit Hilfe der Zyklooxygenase (COX) zu Thromboxan $A_2$ metabolisiert (93). Dieses ist eine der am stärksten proaggregatorisch wirkenden Substanzen, es kann die Plättchenmembran passieren und andere Thrombozyten aktivieren (58).

ADP, der bedeutendste Agonist für die Verstärkung einer beginnenden Plättchenaktivierung (45), wirkt vor allem auf den $P2Y_{12}$- Rezeptor, wodurch unter anderem die Adenylylzyklase gehemmt wird und das zyklische AMP (cAMP) absinkt (58). Zyklisches AMP ist für die Regulation der Thrombozytenaktivierung von großer Bedeutung. Ein niedriger cAMP-Spiegel fördert die $Ca^{2+}$ -

Freisetzung aus Speichern in den Plättchen sowie den $Ca^{2+}$-Einstrom durch die Membran und bewirkt somit einen intrazellulären $Ca^{2+}$-Anstieg in den Thrombozyten, der die Voraussetzung für die Liganden (z.B. Thromboxan)-abhängige Plättchenaktivierung und die damit verbundenen Formveränderungen ist (16,31,63).

Außerdem fördert ADP - zumindest in vitro - die Thromboxan-Bildung (58).

Neben Thromboxan $A_2$ ist Thrombin der wichtigste physiologische Thrombozytenaktivator (93). Thrombin entsteht bei der Gerinnungsaktivierung sehr früh in kleinen Mengen und führt nach Bindung an einen transmembranen Rezeptor bereits in niedriger Konzentration zur Thromboxan-Bildung, zum Anstieg des zytoplasmatischen $Ca^{2+}$-Spiegels, zur Sekretion granulärer Inhaltsstoffe sowie zur Exposition von Glykoprotein (GP) IIb/IIIa. Über den GPIIb/IIIa-Rezeptor bindet Fibrinogen an die Thrombozyten und führt zu deren Vernetzung (35,58). In-vitro kann die Thrombinwirkung auf die Thrombozyten mittels des Thrombin Receptor Activating Peptide (TRAP-6) simuliert werden.

## 1.3  Wirkungsweise der Thrombozytenaggregationshemmer

Der prominenteste Vertreter der Thrombozytenaggregationshemmer ist ohne Zweifel Acetylsalicylsäure. ASS inhibiert selektiv die Zyklooxygenase. Aufgrund ihrer Kernlosigkeit sind Thrombozyten nicht in der Lage, blockierte COX zu ersetzen und somit Thromboxan A2 zu bilden. Die Folge ist eine irreversible Hemmung der Thrombozytenfunktion (84).

Die Thienopyridine Ticlopidin, Clopidogrel und Prasugrel hemmen die Thrombozytenaktivierung über die Blockade des membranständigen $P2Y_{12}$-ADP-Rezeptors. Dies führt zur Unterdrückung eines Absinkens der thrombozytären Konzentration von cAMP (84).

Ticlopidin ist ein „Prodrug", das nach Absorption im Dünndarm zuerst in der Leber aktiviert werden muss. Der aktive Metabolit konnte bisher nicht identifiziert werden. Ein Nachweis der Ticlopidinwirkung ist innerhalb von 2 Tagen nach Verabreichung von 2x250 mg/d nachweisbar, die maximale Hemmwirkung wird nach etwa 3-5 Tagen erreicht (108).

Clopidogrel, ebenfalls ein „Prodrug", muss nach Dünndarmpassage mit Hilfe von Zytochrom-P-Isoenzymen, v.a. 3A4 und 2B6, aber auch 2C19, zu 2-Oxo-Clopidogrel umgewandelt werden. Durch Hydrolyse wird schließlich der aktive Metabolit, ein Thiolderivat, gebildet. Allerdings werden nur etwa 10-15 % der verabreichten Clopidogrel-Dosis aktiviert. Der Rest wird durch Blutesterasen zu einem unwirksamen Carboxylsäure-Derivat verstoffwechselt (110). Eine beginnende Hemmwirkung ist bereits 2 h nach oraler Einmalgabe von 75 mg Clopidogrel zu beobachten. Ein Steady-State mit einer durchschnittlichen Thrombozyten-Funktionshemmung von 40-60% wird unter 75 mg/d Clopidogrel nach 3-7 Tagen erreicht (110). Mit einer Aufsättigungsdosis von 300 mg ist nach 6 h, nach Einnahme von 600 mg bereits nach 2 h die maximale Hemmwirkung von Clopidogrel erreichbar (92,110,138).

Ein weiteres Thienopyridin ist Prasugrel, das in Deutschland im April 2009 für die Thrombozytenaggregationshemmung bei akutem Koronarsyndrom zugelassen wurde. Es zeigt eine größere Bioverfügbarkeit als Clopidogrel, so dass nach einer 60 mg Aufsättigungssdosis eine 10 mg Tagesdosis ausreicht. Ursache hierfür ist, dass Prasugrel im Darm zu einem Thiolacton hydrolysiert wird und schließlich mittels einer Ein-Schritt-Metabolisierung durch die o.g. Zytochrom-P-Isoenzyme, v.a. CYP 3A4, in der Leber zur aktiven Wirkform umgewandelt wird. Bereits eine Stunde nach einer 60 mg Aufsättigungsdosis ist die Thrombozyten-aggregation zu mindestens 50 % inhibiert. Das Steady-State, mit einer ca. 70 %igen Plättchenhemmung, wird nach drei bis fünf Tagen erreicht (5).

Cilostazol, ein weiterer Thrombozytenaggregationshemmer, wird v.a. Patienten in Asien nach Stentimplantation verabreicht. Cilostazol hemmt die Phosphodiesterase III. Dies führt zu einer Erhöhung von cAMP, was unter anderem mit der Inhibition der Plättchenaktivierung sowie vasodilatierenden und antithrombotischen Effekten einhergeht. In Deutschland wird Cilostazol v.a. bei Patienten mit Claudicatio intermittens eingesetzt (65). In einer Studie wurde gezeigt, dass eine dreifache plättchenhemmende Therapie mit ASS, Clopidogrel und Cilostazol einer dualen Medikation mit ASS und Clopidogrel hinsichtlich Hemmung der ADP-induzierten Thrombozytenaggregation überlegen ist (78).

Sehr stark wirksame Plättchen-Aggregationshemmer sind die nur intravenös zu verabreichenden GPIIb/IIIa-Antagonisten. Es gibt Vertreter dieser Stoffklassen mit reversibler (Tirofiban) und irreversibler (Abciximab, Eptifibatid) Wirkung. Ihnen gemeinsam ist die Hemmung der Bindung von Fibrinogen an GPIIb/IIIa, wodurch die Vernetzung von Thrombozyten verhindert wird (46). Indiziert sind die GPIIb/IIIa-Antagonisten v.a. bei perkutanen Koronarinterventionen (PCI) bei Nicht-ST-Hebungsinfarkten (NSTEMI) und ST-Hebungsinfarkten (STEMI) (15).

## 1.4 Instent-Restenose und Stentthrombose

Das erste Ziel, die Akut-Gefäßverschlussrate nach Ballondilatation zu senken, wurde durch Stents erreicht. Das zweite Ziel, die deutliche Senkung der langfristigen Restenose-Rate, wurde nur teilweise erreicht. Die Restenose-Rate bei alleiniger Ballondilatation lag bei 30-50 %. Trotz verbesserter Implantations- und Stent-Technik blieb die Restenose-Rate bei Bare-Metal-Stents (BMS) mit

18-32 % recht hoch (141), mit modernsten (extrem dünnen) BM-Stents liegt sie aktuell allerdings bei 10-15 %.
Vier Mechanismen liegen dem Restenosierungsprozess, der neointimalen Proliferation, zugrunde (37,74):
1. Thrombosierung und Fibrinablagerung
2. Inflammation
3. Proliferation von Fibromyoblasten
4. ausgeprägte Bildung von extrazellulärer Matrix

Diese Reaktionen sind nach vier bis sechs Monaten abgeschlossen. Sie sind abhängig vom Ausmaß der Gefäßwandschädigung und dem verwendeten Stentmaterial (70,117).

Um den o.g. Mechanismen vorzubeugen, wurden mit Immunsuppressiva (z.B. Sirolimus, Everolimus, Zotarolimus) und Zytostatika (z.B. Paclitaxel) beschichtete Stents, sog. Drug-Eluting-Stents (DES), entwickelt, welche die Restenose-Rate auf unter 10 % reduzierten und im Vergleich zu herkömmlichen BMS (mehr als) halbierten (90,91,135). Leider wird aber nicht nur die unerwünschte neointimale Hyperplasie, sondern auch die „Reendothelialisierung" des Stents unterdrückt, die für die Ausbildung einer antithrombogenen Oberfläche des Implantats essentiell ist (41,42,68). Dies führt dazu, dass bei Drug-Eluting-Stents im Vergleich zu Patienten nach BMS-Implantation die Rate an späten Stentthrombosen, die mehr als einen Monat nach dem Eingriff auftreten, bei 0,5-1 % pro Jahr liegt (75). Späte Stentthrombosen sind bei BMS aufgrund der eintretenden Reendothelialisierung hingegen eine Rarität. Da der Vorteil der geringeren Restenosierungsrate bei den DES jedoch überwiegt, sind beide Stent-Arten in Gebrauch, wobei es für jeden Stent eigene Indikationen gibt. Bei den DES ist jedoch eine längere duale Thrombozytenaggregationshemmung (12 Monate vs. 4 Wochen nach BMS-Implantation) bis zur Einheilung des Stents erforderlich (15). Trotz dualer Plättchenhemmung treten Stentthrombosen in ca. 1 % im ersten Jahr nach Stentimplantation auf, die Hälfte davon innerhalb der ersten 30 Tage (134). Diese lebensbedrohliche Komplikation kann bei bis zu einem Drittel der Patienten zum Tod führen (9,30,34,140). Neben der nicht ausreichenden Entfaltung des Stents (Malapposition), die sich in der Regel als akute Stentthrombose innerhalb der ersten 24 h manifestiert, wird als Ursache für subakute (innerhalb der ersten 30 Tage) und Spät-Thrombosen (jenseits Monat 1, aber innerhalb des 1. Jahres) eine mangelnde Wirkung von Clopidogrel im Sinne einer „Resistenz" vermutet. Patienten, deren Thrombozytenaggregation nicht ausreichend durch Clopidogrel gehemmt wird, werden entsprechend als Clopidogrel-Low- bzw. Non-Responder bezeichnet (88). Alternativ wird der Begriff High On-Treatment Reactivity verwendet. Eine weitere und häufige Ursache für die Stentthrombosen ist das vorzeitige Absetzen der dualen TAH (iatrogen, z.B. vor operativen Eingriffen, oder infolge mangelnder Patientencompliance) (Abb. 2).

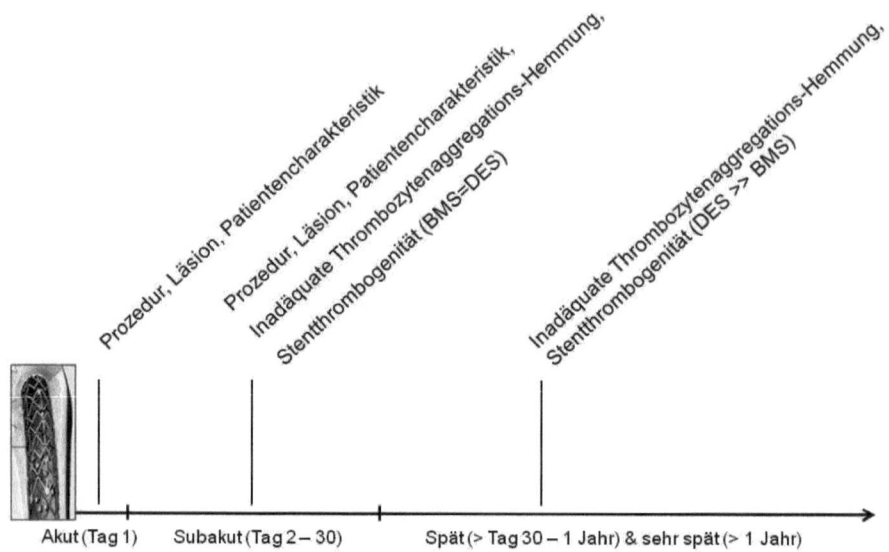

Abb.2: Ursachen für Stentthrombosen im Verlauf nach PCI

In der Literatur wird die Prävalenz der Clopidogrel-„Resistenz" je nach Patientenkollektiv und Nachweismethode mit bis zu 25 % angegeben (88). Die Ursachen für die unzureichende Wirkung sind noch weitgehend unbekannt. Genetische Determinanten wie v.a. Polymorphismen des Zytochrom-P-Isoenzyms 2C19, weniger wohl P2Y$_{12}$-Rezeptor-Polymorphismen, scheinen ebenso eine Rolle zu spielen (44,52,54,89,128) (Abb.3) wie erhöhter Blutzucker (7) oder Medikamenteninteraktionen, wobei vor allem hemmende Einflüsse von Protonenpumpeninhibitoren (PPI) (127) und Ca$^{2+}$-Antagonisten auf die Clopidogrelwirkung diskutiert werden (126) (Abb. 4).

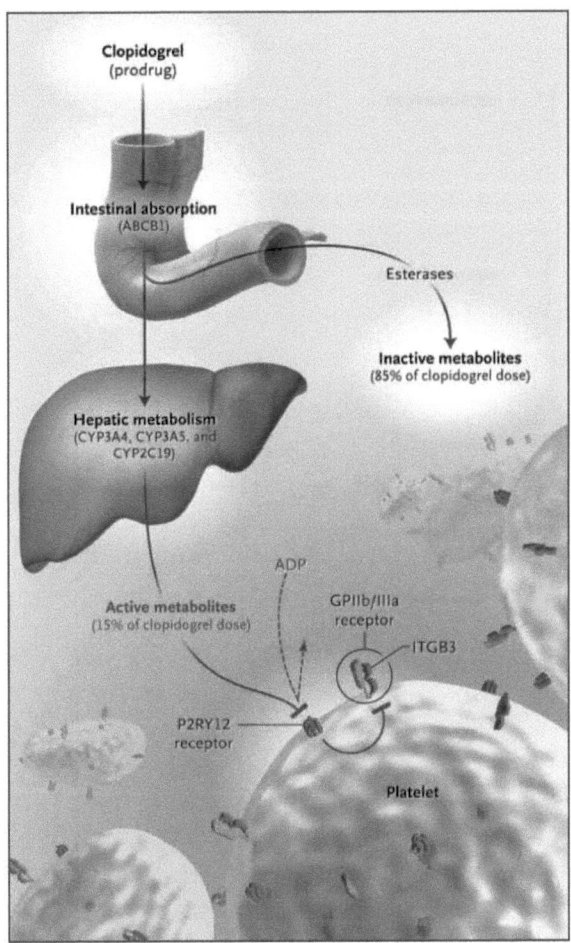

Abb.3: Resorption und Metabolismus von Clopidogrel (128)

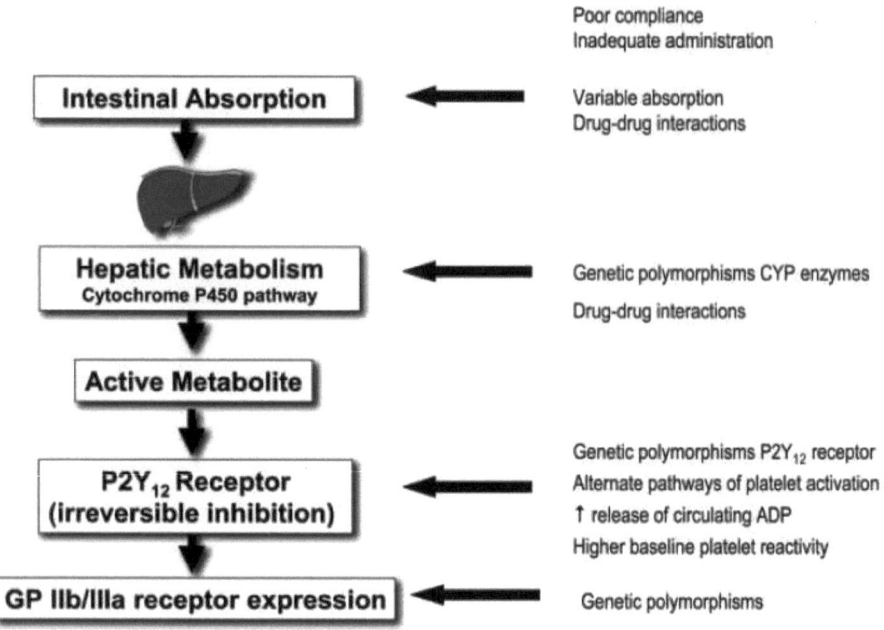

Abb.4: Ursachen für eine inadäquate Clopidogrel-Wirkung (97)

## 1.5 Messung der Clopidogrelwirkung

Obwohl aufgrund der unmittelbaren Prognoserelevanz der Nachweis der Wirksamkeit der thrombozytenaggregationshemmenden Therapie nach Stentimplantation notwendig erscheint, ist ein generelles Monitoring der betroffenen Patienten derzeit noch nicht etabliert.

Die Ursache sind methodische Probleme. Der Goldstandard bei der Messung der Clopidogrel-Wirkung ist die Lichttransmissions-Aggregometrie. Diese Methode ist aufwändig, erfordert gut ausgebildetes Personal und ist zudem schwierig zu standardisieren und reproduzieren (18). Sie ist somit nicht rund um die Uhr und in großem Umfang einzusetzen.

In den letzten Jahren wurden verschiedene Messmethoden und –geräte entwickelt, die teils auch zur Point-of-Care-Messung der Thrombozytenfunktion geeignet sind (20), sich jedoch aufgrund methodischer Mängel oder zu hoher Kosten zumindest im deutschsprachigen Raum nicht im Routineeinsatz bewährt haben.

Folgende Verfahren wurden getestet: durchflusszytometrische Rezeptor-Funktionsanalysen (47,64,118); turbidimetrische Testsysteme wie der Rapid Platelet Function Test (Verifynow®,

Accumetrics, USA) (130); der „Platelet mapping assay", ein Thrombelastographie-basierter Thrombozytenfunktionstest (81,136); die auf der Viskosimetrie basierende „Cone und Plate"-Methode (Impact-R, Diamed, Schweiz) (111); die „In-vitro-Blutungszeit" (PFA 100$^®$, Siemens, München), bei der die Verschlusszeit einer mit Thombozyteninduktoren beschichteten Apertur gemessen wird (85), sowie die Impedanz-Aggregometrie nach Cardinal und Flower (25).

Das Prinzip der Impedanzaggregometrie beruht darauf, dass die in Ruhe athrombogenen Thrombozyten nach Aktivierung an körperfremden Oberflächen, wie z.B. Elektroden, anhaften und somit zu einer Zunahme des elektrischen Widerstandes führen.

## 1.6 Messung der Thienopyridin-Wirkung mit dem Multiplate$^®$-System

Vor einigen Jahren wurde von Calatzis die Mehrfach-Elektroden Aggregometrie (MEA) zur Messung der Plättchenaggregation im Vollblut entwickelt (139). Der dabei verwendete „Multiple Platelet Function Analyzer" (Multiplate$^®$, Dynabyte, München) (Abb.5) beruht auf der Impedanzaggregometrie. Das Gerät verfügt über fünf getrennte Messkanäle für Simultanmessungen, verwendet jedoch im Gegensatz zur ursprünglichen Methode, bei der eine wiederverwendbare, nach jeder Messung aufwändig zu reinigende Messzelle eingesetzt wurde, Einweg-Messzellen mit zwei unabhängigen Messeinheiten. Bei jeder Messung wird somit eine Doppelbestimmung der Thrombozytenaggregation durchgeführt und das Ergebnis software-gesteuert überprüft, wodurch die Reproduzierbarkeit des Verfahrens verbessert wird.

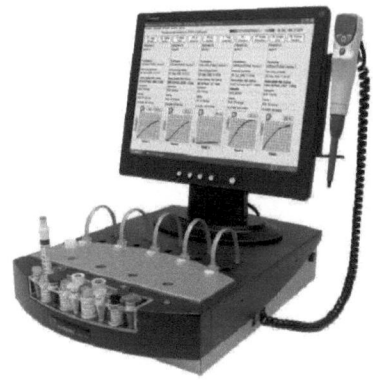
Abb.5: Multiplate$^®$-Testsystem (39)

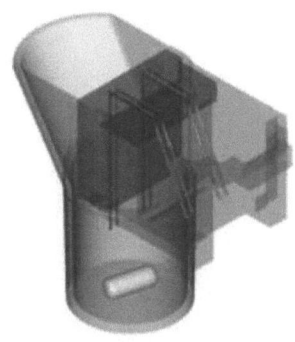
Abb.6: Einwegmesszelle mit Rührstab (39)

In der Messzelle (Abb. 6) befinden sich zwei Paare hochleitfähiger silberbeschichteter Kupferdrähte. Zwischen jedem Paar fließt unabhängig voneinander ein Wechselstrom. Durch die Anhaftung und Aggregation der Thrombozyten erhöht sich der elektrische Widerstand zwischen den Sensordrähten (Abb. 7).

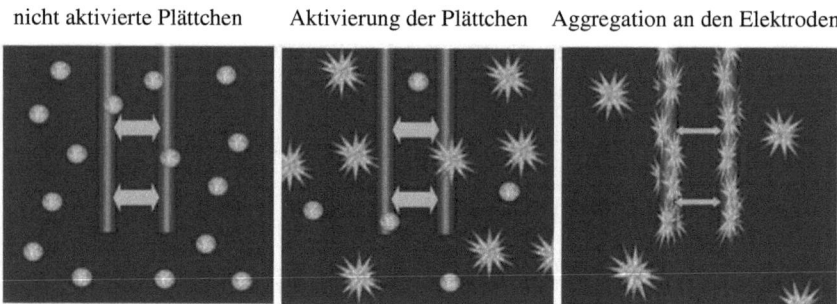

Abb.7: Schema der Thrombozytenaktivierung und -adhäsion an den Sensordrähten (39)

Die Zunahme des elektrischen Widerstands wird kontinuierlich gemessen, in frei gewählte „Aggregation Units" umgerechnet und über die Zeit aufgezeichnet. Schließlich wird die Fläche unter der Aggregationskurve berechnet und als „Area Unter the Curve" (AUC) dargestellt (Abb. 8). Die AUC-Einheiten stellen somit ein Maß für die Thrombozytenaggregation nach Zugabe einzelner Aktivatoren dar und erlauben damit eine Einschätzung der Wirksamkeit bestimmter Thrombozytenaggregationshemmer (139).

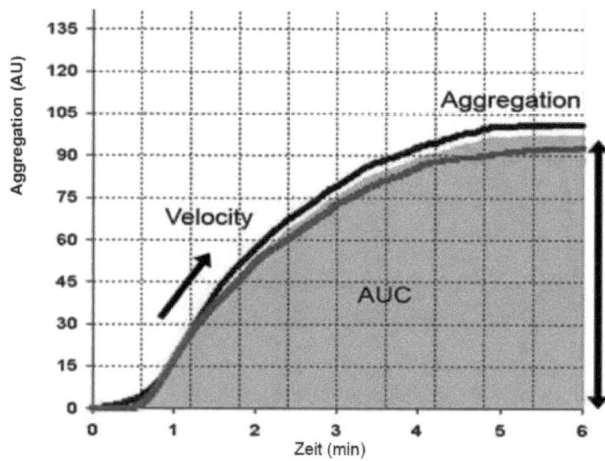

Abb.8: Darstellung der Zunahme des elektrischen Widerstands über die Zeit (39)

Da kein Zentrifugationsschritt erforderlich ist und das Gerät über eine computergesteuerte elektronische Pipette verfügt, ist das Multiplate®-System point-of-care tauglich. Die Testdurchführung ist infolge der Software-unterstützten Bedienerführung einfach, das Ergebnis liegt nach ca. 10 min vor. Der Preis pro Messung beträgt 5-7 Euro (20).

Sibbing et al. (122) stellten fest, dass die mittels MEA gemessene ADP-induzierte Plättchen-Aggregation gut mit der Standardmethode, der Lichttransmissions-Aggregometrie, korreliert. Sie schließen daraus, dass beide Methoden gleichermaßen geeignet sind, ein unzureichendes Ansprechen auf Clopidogrel zu erkennen.

## 2. Fragestellung und Ziele der vorliegenden Untersuchung

Da eine unzureichende Clopidogrel-Wirkung das Risiko einer Stentthrombose erhöht, erscheint es sinnvoll, bei Patienten nach Stentimplantation die durch Clopidogrel bedingte Hemmung der ADP-induzierten Thrombozytenaggregation zu messen.

Erste Untersuchungen haben gezeigt, dass die Messung der Thrombozytenfunktion mit der Mehrfach-Elektroden-Aggregometrie zur Erkennung einer Clopidogrel-Wirkung geeignet erscheint und Ergebnisse liefert, die mit denen der aufwändigen und schlecht reproduzierbaren Lichttransmissions-Aggregometrie als Standardmethode übereinstimmen.

Im Rahmen der vorliegenden Arbeit sollten durch eine prospektive Untersuchung folgende Fragestellungen bearbeitet werden:

1. Ist die Mehrfach-Elektroden-Aggregometrie mit dem Multiplate®-System unter den Routinebedingungen einer Klinik geeignet, Clopidogrel-Low-Responder nach Implantation eines Koronarstents zu erkennen?
   In diesem Zusammenhang interessiert vor allem:
   - Welche präanalytischen Anforderungen müssen beachtet werden, um valide Messergebnisse zu erhalten?
   - Ist es möglich, aufgrund der MEA-Werte, die vor der Gabe der Loading-dose gemessen wurden, die Wahrscheinlichkeit für einen Low-Responder-Status abzuschätzen?
   - Ab welchem Cut-off-Wert liegt ein Low-Responder-Status vor?
   - Wann ist nach Stentimplantation der optimale Zeitpunkt für die Messung?

2. Ist das Multiplate®-System ein geeignetes Verfahren, um die Optimierung der Therapie mit Thienopyridinen bei Clopidogrel-Low-Respondern zu überwachen?

3. Gelingt es, durch eine Multiplate®-unterstützte Therapieoptimierung die Rate an kardiovaskulären Ereignissen, wie Tod aufgrund kardialer Ursache, Myokard-Infarkt, Schlaganfall (= Major Adverse Cardiac and Cerebrovascular Events = MACCE) so weit abzusenken, dass sie mit der MACCE-Rate von Clopidogrel-Respondern vergleichbar ist?

# 3. Material und Methoden

## 3.1 Messung der Thrombozytenaggregation mit dem Multiplate®-System

**Blutentnahme.** Falls nicht anders angegeben, gilt für sämtliche Messungen: Es wurde Blut mit einer 21G-Kanüle aus einer Armvene entnommen und mit Hirudin antikoaguliert (Sarstedt Monovette®, r-Hirudin/ 2,6 ml, Sarstedt, Nümbrecht, Abbildung 9).

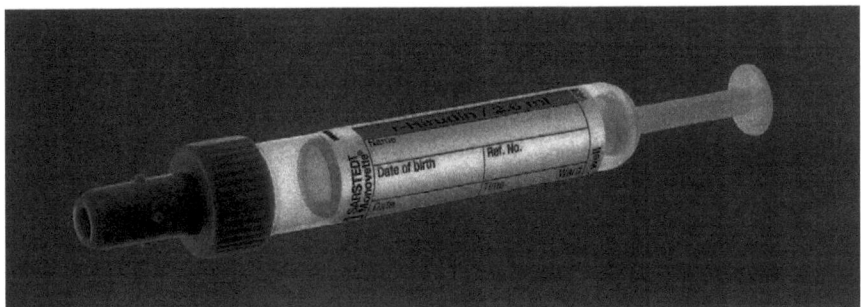

Abb.9: S-Monovette® Hirudin

**Durchführung der Messung.** Die MEA-Messungen wurden nach mindestens 30 min Ruhelagerung bei Raumtemperatur und innerhalb von 120 min nach Blutentnahme durchgeführt. Es wurden bei den Messungen der Patienten und Blutspender immer jeweils folgende zwei Aktivatoren eingesetzt:
- ADP zur Detektion der Wirkung von Thienopyridinen und
- „Thrombin Receptor Activating Peptide" (TRAP) zur Detektion der Wirkung von
GPIIb/IIIa-Antagonisten und zur Einschätzung der globalen Thrombozytenaggregationsfähigkeit.

Die lyophilisierten Reagenzien wurden im Kühlschrank bei 2–8 °C gelagert und gemäß den Herstellerangaben (Dynabyte GmbH, München) vor Gebrauch mit 1,0 ml aqua dest. angelöst, so dass folgende Konzentrationen vorlagen: ADP 0,2 mM; TRAP 1 mM.
Anschließend wurden die Aktivatoren in 200 μl-Portionen aliquotiert und in Eppendorf-Gefäßen bei < - 20 °C maximal vier Wochen gelagert. Nach dem Auftauen wurden die Reagenzien im Kühlschrank bei 2-8 °C aufbewahrt und nur zur Messung kurzfristig entnommen. Unter diesen Bedingungen kann das Reagenz max. 24 h verwendet werden (142).

Die Durchführung der Messungen erfolgte gemäß den Angaben des Herstellers (39), wobei mit einer elektronischen Pipette, die durch das Multiplate®-System gesteuert wurde, pipettiert wurde. Reihenfolge der Pipettier- und Inkubationsschritte:

- Pipettieren von 300 µl physiologischer NaCl-Lösung (0,9 %), welche auf 37° C erwärmt wurde, in eine Messzelle
- Pipettieren von 300 µl Hirudinblut, das zuvor vorsichtig über Kopf durchmischt wurde, in die Messzelle
- 180 sec Inkubation unter ständigem Rühren (1000 rpm) mit einem Teflon® beschichteten Magnetrührer
- Pipettieren von 20 µl Aktivator-Reagenz (ADP oder TRAP) in die Messzelle innerhalb von maximal 30 sec
- Start der Messung und Aufzeichnung der Änderung des elektrischen Widerstands als AUC-Einheiten über 6 Minuten

Die dimensionslosen fiktiven AUC-Einheiten werden im Folgenden auch als Units (U) bezeichnet.

**Qualitätssicherung.** Zur Gewährleistung valider MEA-Messungen wurde täglich vor der ersten Messung eine System-interne elektronische Kontrolle des Muliplate®-Geräts durchgeführt, in der alle fünf Messkanäle auf ihre Funktion überprüft wurden. Um die Funktionsfähigkeit der Reagenzien sicherzustellen, wurden wöchentlich mindestens zweimal gesunde Blutspender getestet.

### 3.2 Validierung der Multiplate®-Messung

Um die Tauglichkeit des Multiplate®-Systems für das Monitoring der Clopidogrel-Wirkung unter Routinebedingungen in einem Großkrankenhaus zu evaluieren, wurde vor Beginn der klinischen Studie untersucht, welche präanalytischen Störgrößen die Zuverlässigkeit der Messung beeinflussen. Hierzu wurde dem Einfluss von Scherstress auf die Thrombozyten bei der Blutentnahme, dem Füllungsgrad des Abnahme-Röhrchens, dem Einfluss eines Rohrpostversands des Abnahme-Röhrchens und der Bedeutung der 30-minütigen Ruhelagerung vor der Messung nachgegangen. Zudem wurde untersucht, inwieweit das Zeitintervall zwischen Blutentnahme und Messung die Ergebnisse beeinflusst.
Außerdem wurden die Intra-Assay- (= Impräzision in der Serie oder Impräzision unter Wiederholbedingungen) und die Inter-Assay-Variabilität (= Impräzision von Tag zu Tag oder Impräzision

unter Reproduzierbarkeitsbedingungen) bestimmt und die Abhängigkeit der Messwerte von Thrombozytenzahl und Hämatokrit geprüft.

**Präzision in Serie.** Das Multiplate®-Mess-System verfügt über fünf identische Messkanäle, so dass bis zu fünf verschiedene Aktivatoren bei einer Messung eingesetzt oder fünf verschiedene Patienten mit einem Aktivator untersucht werden können. Um zu überprüfen, wie groß die Unterschiede zwischen den einzelnen Messkanälen und bei einer Messung in Serie sind, wurden bei einem Freiwilligen sechs Hirudin-Blutröhrchen entnommen. Nach der 30-minütigen Ruhe-Lagerung wurde die Probe im Abstand von 15 min auf allen fünf Kanälen von einem Untersucher insgesamt fünfmal hintereinander gemessen, um die Schwankungsbreite der Messwerte innerhalb eines Zeitraums von 90 min nach Blutentnahme zu ermitteln. Es wurden jeweils eine Testreihe mit ADP und eine mit TRAP als Aktivator durchgeführt.

**Präzision von Tag zu Tag.** Um die Reproduzierbarkeit der Ergebnisse über einen längeren Zeitraum und mit verschiedenen Untersuchern zu überprüfen, wurden bei fünf Thrombozytenspendern (3 Männer, 2 Frauen) der Blutspende-Einrichtung des Klinikums Augsburg über mehrere Monate lang vor jeder Spende MEA-Messungen durchgeführt.

**Einfluss der Thrombozytenzahl und des Hämatokrits.** Um die Abhängigkeit zwischen Thrombozytenzahl bzw. Hämatokrit (Hk) und den MEA-Werten zu überprüfen, wurde bei 100 gesunden Testpersonen der Korrelationskoeffizient für die entsprechenden Daten berechnet. Da Thrombozytenfunktionsteste bei niedrigen Thrombozyten-, aber auch Hk-Werten häufig nicht verwertbare Ergebnisse liefern, wurden MEA-Messungen bei 75 anämischen und/oder thrombopenischen Patienten der hämatologisch-onkologischen Ambulanz, die keine Thienopyridine oder GPIIb/IIIa-Antagonisten einnahmen, durchgeführt.

**Einfluss der Venenstauung und des Kanülendurchmessers bei der Blutentnahme.** Da in einer Klinik das ärztliche und pflegerische Personal in Bezug auf die tägliche Blutabnahme unterschiedlich geübt ist, wurde untersucht, ob ein etwaiger Einfluss von Scherstress, der bei der Blutentnahme auf die Thrombozyten wirkt, die MEA-Messung beeinflusst. Hierzu wurde bei 20 Blutspendern auf zwei unterschiedliche Arten Blut entnommen: Ein Arm wurde mittels einer Blutdruckmanschette so gestaut, dass der Staudruck deutlich über dem diastolischen Blutdruck lag. Nach mindestens drei Minuten Stauung wurde mit einer 21G Kanüle eine Blutprobe entnommen. Am anderen Arm wurde nur so leicht und kurz gestaut, dass eine Blutentnahme mit einer 19G Kanüle möglich war. Daraufhin wurden, wie oben beschrieben, die MEA-Messungen durchgeführt und die Werte verglichen.

**Einfluss des Füllungsgrades des Hirudin-Röhrchens.** Da das Hirudin in den verwendeten Sarstedt-Röhrchen an Kunststoffkugeln fixiert ist, wurde geprüft, ob der Füllungsgrad das Messergebnis beeinflusst, wie dies bei den mit 3,13 %iger Citrat-Lösung im Verhältnis 1:10 vorgefüllten Standard-Gerinnungsröhrchen der Fall ist.

Zu diesem Zweck wurden bei 20 Blutspendern je ein mit 2,6 ml regelrecht gefülltes und ein nur zur Hälfte gefülltes Hirudinblut-Röhrchen entnommen und die Messwerte verglichen.

**Einfluss der Ruhelagerung.** Laut Herstellerangaben sollen die MEA-Messungen mit ADP bzw. TRAP als Aktivatoren frühestens nach einer Lagerung von 30 min Dauer bei Raumtemperatur durchgeführt werden. Es wurde geprüft, welchen Einfluss die Art der Lagerung auf die Messwerte hat. Bei 16 Blutspendern wurden jeweils zwei Röhrchen Hirudin-Blut entnommen. Das eine Röhrchen wurde vor der Messung 30 min erschütterungsfrei gelagert (= Ruhelagerung), das andere 30 min auf einen Rollenmischer gelegt bzw. umhergetragen und gelegentlich über Kopf gemischt. Damit sollen die üblichen Transportbedingungen von Laborproben simuliert werden.

**Einfluss des Rohrpostversands.** Um Personal und Zeit zu sparen, werden in vielen Kliniken Blutproben per Rohrpost ins Labor verschickt. Um festzustellen, inwieweit ein Rohrpostversand die Messwerte beeinflusst, wurden folgende Messungen durchgeführt: Von 20 Personen (18 Blutspender, 2 Patienten unter 75 mg Clopidogrel) wurden jeweils zwei Röhrchen Hirudin-Blut entnommen. Das eine Röhrchen wurde sofort ruhegelagert, während das andere einem ca. 30 Sekunden dauernden Rohrpostversand unterzogen wurde. Die verwendete Rohrpostanlage verfügt über einen Auslauf (Abb. 10), der den Probenbehälter abbremst, so dass das Ausmaß an Erschütterungen reduziert wird. Nach 30 min Ruhelagerung der zweiten Probe wurden aus beiden Röhrchen die MEA-Messungen durchgeführt.

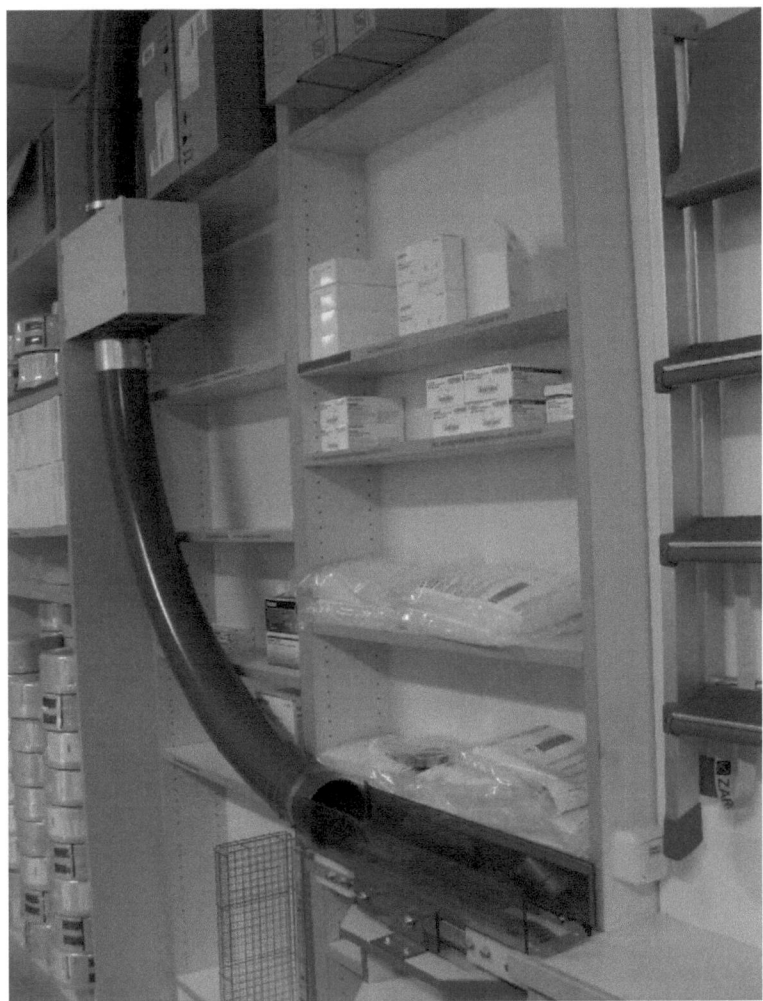

Abb. 10: Rohrpostanlage mit Auslaufbremse

**Einfluss des Zeitintervalls zwischen Blutentnahme und Messung.** Laut Herstellerangaben sollen die MEA-Messungen mit ADP bzw. TRAP als Aktivatoren nach einer Lagerung von 30-180 min Dauer erfolgen. Um festzustellen, inwieweit die ADP- und TRAP-Messungen einer Zeitabhängigkeit unterliegen, wurden jeweils bei fünf Freiwilligen vier Hirudin-Röhrchen entnommen und im Abstand von 30 min MEA-Messungen durchgeführt.

## 3.3 Erstellung von Referenzbereichen für den ADP- und TRAP-Test

Um anhand der MEA-Messungen eine vorhandene Thienopyridin-Wirkung zu erkennen, müssen zunächst Referenzbereiche für den ADP- und TRAP-Test bei Gesunden ohne Einnahme thrombozytenaggregationshemmender Medikamente festgelegt werden. Hierzu wurde von 92 Blutspendern der Blutspendeeinrichtung des Klinikums Augsburg und 58 gesunden Labormitarbeitern Hirudin-Blut entnommen und auf die o.g. Weise MEA-Messungen durchgeführt. Das Kollektiv der Referenzpersonen umfasste 75 Männer und 75 Frauen. Durch Befragung wurde ausgeschlossen, dass diese in den letzten 10 Tagen plättchenhemmende Medikamente eingenommen hatten oder an Erkrankungen litten, welche die Thrombozytenfunktion beeinträchtigen.

## 3.4 Messung der Thienopyridin-Wirkung bei Patienten nach Stentimplantation

Im Rahmen einer prospektiven Studie wurden von Januar 2008 bis Juli 2009 bei Patienten mit Koronarstent MEA-Messungen durchgeführt, um die Thienopyridin-Wirkung zu überprüfen. Es sollten alle Patienten in die Untersuchung eingeschlossen werden, denen ab Studienbeginn notfallmäßig oder elektiv ein Koronarstent wegen eines akuten Koronarsyndroms oder einer stabilen koronaren Herzerkrankung im Klinikum Augsburg implantiert wurde.

Das für die MEA-Messung notwendige Blut wurde frühestens fünf Stunden nach einer 600 mg Clopidogrel-Loading-dose beim Zug der arteriellen Schleuse entnommen bzw. in den folgenden Tagen im Rahmen einer Routine-Blutentnahme unter einer 75 mg Clopidogrel-Erhaltungsdosis. Um das Zeitintervall zwischen Blutentnahme und MEA-Messung erfassen zu können, wurde das Stationspersonal angehalten, die genaue Uhrzeit der Blutabnahme auf dem Anforderungsbeleg der MEA-Messung zu notieren. Das Hirudin-Blut sollte nach Abnahme unverzüglich ins Labor geschickt werden, um eine möglichst zeitnahe Messung zu ermöglichen.

Die MEA-Messungen der Patienten wurden 24 Stunden täglich von den medizinisch-technischen Laborassistenten/Innen (MTLA) des Instituts für Laboratoriumsmedizin, Mikrobiologie und Umwelthygiene (ILMU) des Klinikums Augsburg, in dem das Multiplate®-Gerät steht, durchgeführt. Alle dabei beteiligten MTLAs wurden zuvor eingehend an dem Analysengerät geschult und angewiesen, die folgenden präanalytischen Bedingungen strikt einzuhalten:

- das Hirudin-Blutröhrchen muss mindestens 30 min vor der Messung erschütterungsfrei bei Raumtemperatur liegen
- das Blutröhrchen muss zu mindestens 90 % gefüllt sein
- das Zeitintervall zwischen Blutabnahme und Messung darf 120 min nicht überschreiten.

Wenn eine der beiden letztgenannten Kriterien nicht erfüllt war, wurde eine neue Probe angefordert.

Die Beurteilung der Ergebnisse erfolgte durch hämostaseologisch erfahrene Laborärzte nach folgenden Kriterien:
1. Eine zweifelsfrei vorhandene Clopidogrel-Wirkung lag vor, wenn folgende drei Kriterien erfüllt waren:
   - Der ADP-Wert liegt unter dem Referenzbereich des Normalkollektivs
   - Der TRAP-Wert beträgt ≥ 20 AUC-Einheiten
   - Der TRAP-Wert ist mindestens dreimal so hoch wie der ADP-Wert.
2. Wenn die MEA-Messungen keinen eindeutigen Aufschluss über eine vorhandene Clopidogrel-Wirkung ergaben, wurde eine Kontrolle in einigen Tagen empfohlen. Dies war z.B. der Fall, wenn der ADP-Wert nur knapp unterhalb des Referenzbereichs im sogenannten „Graubereich" lag oder die oben beschriebenen Kriterien nicht erfüllt waren.
3. Patienten, deren ADP-Werte trotz 600 mg Clopidogrel-Loading bzw. Einnahme von 75 mg Clopidogrel pro Tag im Referenzbereich waren, wurden als Clopidogrel-Low-Responder deklariert.

Patienten, die trotz wiederholter Messung oder unzureichender Kontrollen nicht eindeutig dem Responder- oder Low-Responder-Status zugeordnet werden konnten, wurden aus der Studie ausgeschlossen, ebenso Patienten mit Anämie (Hk < 0,30 l/l) oder Thrombopenie (Thrombozyten < 100 /nl).

Zur Erhebung der demographischen Daten der Patienten wurde das Klinik-Informations-system „ORBIS" des Klinikums Augsburg herangezogen. Grunderkrankung, Art und Zahl der implantierten Stents, Begleiterkrankungen und -medikation wurden dem abschließenden Arztbrief entnommen. In unklaren Fällen wurde die Krankenakte eingesehen.

### 3.5 Messung der Thrombozytenaggregation vor PCI und 600 mg Clopidogrel-Loading und nach Verabreichung von Clopidogrel

Zur Aufklärung der Frage, ob anhand von MEA-Messungen, die bei Patienten vor Stentimplantation und Clopidogrel-Einnahme gemacht wurden, auf deren Responder-Status geschlossen werden kann, wurde im Zeitraum August 2008 bis März 2009 bei 162 zufällig ausgewählten Patienten unmittelbar vor PCI und 600 mg Clopidogrel-Loading Hirudin-Blut für die MEA-Messungen entnommen. Die Mess-Ergebnisse wurden später mit den Messungen nach Clopidogrel-Einnahme verglichen.

Ausgeschlossen aus dieser Untersuchung wurden Patienten, die vor PCI entweder GPIIb/IIIa-Antagonisten bekommen hatten oder ADP-Werte unterhalb des Referenzbereichs hatten, sowie Patienten, bei denen unter Clopidogrel-Einnahme keine eindeutigen Aussagen über den Responder-Status gemacht werden konnten.

### 3.6 Untersuchungen zum optimalen Zeitpunkt der Messung nach Gabe der Loadingdose

Wenn aufgrund der ADP- und TRAP-Werte keine eindeutige Aussage zum Responder-Status möglich war, wurden wie in 3.4 beschrieben die MEA-Messungen in den folgenden Tagen wiederholt. Zusätzlich überprüften einige der behandelnden Ärzte bei Patienten mit eindeutigem Responder-Status bei der Erstmessung die Ergebnisse in den darauf folgenden Tagen. Diese Doppel- und Mehrfachuntersuchungen wurden ausgewertet, um festzustellen, zu welchem Zeitpunkt nach Gabe der Loading-dose die höchste Rate an eindeutigen Resultaten zu erzielen ist.

Grundsätzlich gilt:
1. Der Responder- bzw. Low-Responder-Status sollte so früh wie möglich festgestellt werden, damit ggf. die Therapie geändert werden kann.
2. Je höher der TRAP-Wert und das Verhältnis TRAP/ADP sind, desto zweifelsfreier liegt ein Responder-Status vor.

Die Doppel- und Mehrfachuntersuchungen wurden daher wie folgt bewertet:
Die Messung zum frühestmöglichen Zeitpunkt nach Stentimplantation ist immer einem späteren Messzeitpunkt vorzuziehen, auch wenn bei der späteren Messung das Verhältnis TRAP/ADP <u>oder</u> der TRAP-Wert höher ist. Nur wenn beim späteren Messzeitpunkt <u>beide</u> Kriterien <u>zugleich</u> erfüllt sind, ist dieser zu favorisieren.

### 3.7 Reproduzierbarkeit der MEA-Messungen

Bei einem Teil der Patienten wurden die Ergebnisse der MEA-Messung in den darauf folgenden Tagen überprüft. Bei einigen Patienten war die Überprüfung des Responder- bzw. Low-

Responderstatus auch noch einige Monate später anlässlich eines erneuten Krankenhausaufenthaltes bzw. nach einer erneuten PCI mit Verabreichung der Loading-dose möglich.

Diese Doppel- und Mehrfachuntersuchungen wurden ausgewertet, um die Reproduzierbarkeit der Erstmessung unter klinischen Bedingungen bzw. im Langzeitverlauf zu beurteilen.

### 3.8 Therapie und Monitoring bei Clopidogrel-Low-Respondern

Bis 31.03.2009 durchliefen Clopidogrel-Low-Responder folgenden Behandlungsalgorithmus:

**„Clopidogrel"-Algorithmus:**
1. Erhöhung der täglichen Clopidogrel-Dosis auf 150 mg.
   Wenn wirkungslos, dann
2. anstelle einer Clopidogrel-Therapie: Einnahme von 2 x 250 mg Ticlopidin pro Tag.
   Wenn wirkungslos, dann
3. anstelle einer Ticlopidin-Therapie: Einnahme von 75 mg Clopidogrel und 2 x 100 mg Cilostazol pro Tag.

Unabhängig von diesem Algorithmus wurde die Therapie mit ASS 100 bzw. bei ASS-Non-Respondern mit ASS 300 fortgeführt.

Ab 01.04.2009, nach der Zulassung von Prasugrel in Deutschland, wurde folgender Behandlungsalgorithmus angewandt:

**„Prasugrel"-Algorithmus:**
1. anstelle einer 75 mg-Clopidogrel-Therapie: Verabreichung einer 60 mg Prasugrel-Loading-dose und nachfolgend tägliche Einnahme von 10 mg bzw. 5 mg Prasugrel als Erhaltungsdosis (alters- und körpergewichtsabhängig reduzierte Dosis gemäß Fachinformation). Wenn wirkungslos, dann
2. anstelle einer Prasugrel-Therapie: Einnahme von 150 mg Clopidogrel pro Tag.
   Wenn wirkungslos, dann
3. anstelle einer 150 mg-Clopidogrel-Therapie: Einnahme von 2 x 250 mg Ticlopidin pro Tag.
   Wenn wirkungslos, dann
4. anstelle einer Ticlopidin-Therapie:: Einnahme von 75 mg Clopidogrel und 2 x 100 mg Cilostazol pro Tag.

Frühestens 48 h nach jedem Behandlungsschritt wurden wieder MEA-Messungen durchgeführt. Konnte bei einer solchen Messung ein eindeutiger Responder-Status auf das jeweilige Thienopyridin festgestellt werden, wurde diese Medikation beibehalten und der Algorithmus an dieser Stelle verlassen. Blieben die MEA-Messungen für den ADP-Test weiter im Referenzbereich, wurde die Therapie gemäß dem nächsten Schritt im Algorithmus angepasst.

Da der Klinikaufenthalt bei Stent-Implantation meist nur wenige Tage betrug, wurde das Therapie-Monitoring bei einem Großteil der Low-Responder über die Gerinnungsambulanz des Medizinischen Versorgungszentrums am Klinikum Augsburg durchgeführt.

### 3.9 Untersuchungen zur Wirksamkeit von Prasugrel

Um die klinische Wirksamkeit von Prasugrel anhand einer höheren Fallzahl beurteilen zu können, wurden nach Abschluss der Studie im Juli 2009 die auf Prasugrel umgestellten primären Clopidogrel-Low-Responder bis Juni 2010 weiter ausgewertet. Zusätzlich wurden auch die Patienten berücksichtigt, bei denen die bisherige optimierte Therapie mit 150 mg Clopidogrel, Ticlopidin oder Cilostazol, z.B. wegen Unverträglichkeit, auf Prasugrel umgestellt wurde.

### 3.10 Verlaufskontrolle der Patienten mit ausreichendem und unzureichendem Ansprechen auf Thienopyridine

Um den Erfolg der Therapie-Optimierung mittels des Multiplate®-Systems im weiteren klinischen Verlauf zu dokumentieren, wurde überprüft, ob bei den Patienten während eines bestimmten Beobachtungszeitraums unter der dualen plättchenhemmenden Therapie kardiovaskuläre Ereignisse, sog. Major Adverse Cardiac and Cerebrovascular Events, auftraten. Die MACCE wurden analog zur TRITON-TIMI 38-Studie (143) wie folgt festgelegt: Tod aufgrund kardialer Ursache, nicht-fataler Myokard-Infarkt, nicht-fataler Schlaganfall. Die erneute koronare Re-Intervention mit PCI oder Bypass-Operation am Zielgefäß wurde bewusst nicht als Endpunkt gewählt, da diese nicht auf eine Stentthrombose, sondern in der Regel auf eine In-Stent-Restenose zurückzuführen ist, die durch die plättchenhemmende Therapie nicht beeinflusst werden kann. In diesem Zusammenhang wurde auch nach kardiovaskulären Ereignissen gefahndet, die in direktem Zusammenhang mit der Therapie-Optimierung stehen: Kardialer Tod, Myokardinfarkt am PCI-Gefäß und größere Blutung wurden daher als spezifische MACCE definiert. Stentthrombosen wurden gemäß den ARC-Kriterien (33) in definitive (koronarangiographisch oder durch einen Pathologen gesicherte), wahrscheinliche (unerklärlicher Tod oder Myokardinfarkt ohne koronarangiographischen Nachweis einer Stentthrombose innerhalb von 30 Tagen nach PCI) und mögliche (unerklärlicher Tod nach 30 Tagen nach PCI) Stentthrombosen eingeteilt. Die Follow-up-Periode betrug mindestens 4 Wochen bis maximal 18 Monate, falls zu diesem Zeitpunkt noch eine Therapie mit Thienopyridinen durchgeführt wurde.

Das MACCE-freie Überleben der Clopidogrel-Low-Responder wurde durch telefonische Befragung der Patienten bzw. der Hausärzte evaluiert, wobei ein standardisierter Interviewbogen (siehe Anhang 1) verwendet wurde.

Um die MACCE-Rate der Clopidogrel-Responder in analoger Weise zu ermitteln, hätten weit über 800 Patienten befragt werden müssen. Da das Klinikum Augsburg als einziges Haus der Maximalversorgung in der Region Augsburg-Schwaben mit hoher Wahrscheinlichkeit Anlaufstelle bei einem der genannten kardiovaskulären Ereignisse ist und die Gruppe der Clopidogrel-Responder nur als Vergleichskollektiv dient, erschien es vertretbar, einen vereinfachten Überprüfungsmodus für die Verlaufskontrolle der Clopidogrel-Responder zu wählen:

Zum Ausschluss von MACCE wurde bei diesem Patientenkollektiv nur das Klinik-Informations-System „ORBIS" herangezogen. War während der Follow-up-Periode kein Aufenthalt aufgrund o.g. Ursachen im Klinikum Augsburg nachzuweisen, wurde von einem Endpunkt-freien Überleben des Patienten ausgegangen. Dadurch wurde bewusst in Kauf genommen, dass die Patienten nicht erfasst werden, die wegen schwerer kardiovaskulärer Ereignisse nicht im Klinikum Augsburg behandelt wurden oder zuhause verstarben. Somit ist zu erwarten, dass sich für Clopidogrel-Responder eine zu niedrige MACCE-Rate ergibt.

Für den Fall, dass sich ein signifikanter Unterschied zwischen der MACCE-Rate der Responder und der der Low-Responder ergibt, war geplant, eine individuelle Nachbefragung, ggf. mit einer zufällig ausgewählten Vergleichsgruppe von Respondern, durchzuführen.

### 3.11 Statistische Methoden

Für Auswahl und Durchführung der statistischen Methoden und Tests wurden die StatistikLehrbücher von Campell (22), Sachs (107) und Hartung (59) herangezogen.

**Statistische Messzahlen.** Mittelwert, Median, Standardabweichung und Variationskoeffizient der MEA-Mess-Ergebnisse und anderer Daten wurden mittels der in Excel verfügbaren Funktionen, Konfidenzintervalle mit Hilfe der in der Literatur angegebenen Formeln berechnet.

**Vergleichsmessungen im Rahmen der präanalytischen Untersuchungen.** Die Prüfung auf signifikante Unterschiede zwischen den unterschiedlichen präanalytischen Bedingungen wurde mit Hilfe des Einstichproben-t-Tests, angewendet auf die paarweisen Differenzen zweier verbundener Zufallsstichproben (= t-Test) bei zweiseitiger Fragestellung, durchgeführt. Da der Test eine Normalverteilung der Grundgesamtheiten voraussetzt, wurde diese zuvor mit dem Chi-Quadrat-Anpassungstest zum Niveau 0,1 überprüft. Falls keine Normalverteilung vorlag, wurde der Wilcoxon-Vorzeichen-Rang-Test (=Vorzeichen-Test) verwendet. Als Signifikanzniveau wurde $p \leq 0{,}05$ festgelegt.

**Abhängigkeit der MEA-Werte von Hämatokrit und Thrombozytenzahl.** Zur Beurteilung der Beziehung zwischen dem ADP-/TRAP-Wert und dem Hämatokrit bzw. der Plättchenzahl wurde ein Punktediagramm erstellt und der Korrelationskoeffizient berechnet.

**Zusammenhang zwischen den MEA-Werten bei Erstmessung und bei späterer Kontrolle.** Zur Beurteilung, ob die MEA-Werte in den ersten drei Tagen nach Verabreichung der Loading-dose mit denen, die bei einer späteren Verlaufskontrolle oder einem erneuten Loading wegen einer weiteren PCI gemessen wurden, übereinstimmen, wurde ebenfalls ein Punktediagramm erstellt und der Korrelationskoeffizient berechnet.

**Vergleich der Patientenkollektive.** Für die Überprüfung, ob sich die Clopidogrel-Responder und die Low-Responder bezüglich der demographischen und klinischen Daten signifikant voneinander unterscheiden, wurde der exakte Test von Fisher (= Fisher-Test) mit zweiseitiger Fragestellung verwendet. Als Test für die Überprüfung, ob zwischen den beiden Gruppen hinsichtlich des Alters Unterschiede bestehen, wurde der Zweistichproben-t-Test für unabhängige Zufallsstichproben bei zweiseitiger Fragestellung verwendet. Als Signifikanzniveau wurde $p \leq 0{,}05$ festgelegt.
Für potentiell abhängige Patientenmerkmale wurde eine multivariate logistische Regressionsanalyse durchgeführt. Alle Daten, welche in der univariaten Analyse ein Signifikanzniveau von maximal 0,15 hatten, wurden in die multivariate Analyse aufgenommen. Hierfür wurde das Statistical Analysis System (Version 9.1, SAS Institutes Inc., Cary, NC) verwendet.

**Vergleich der ADP-Werte in den verschiedenen Therapiegruppen und in den Gruppen der Low-Responder mit und ohne Major Adverse Cardiac and Cerebrovascular Event bei der Nachbeobachtung.** Für die Prüfung, ob sich bei den anfänglichen Low-Respondern die ADP-Werte in den verschiedenen Therapiegruppen signifikant vom ADP-Wert der primären Clopidogrel-Responder unterscheiden, wurde ebenfalls der Zweistichproben-t-Test für unabhängige Zufallsstichproben bei zweiseitiger Fragestellung verwendet. Wenn der Chi-Quadrat-Anpassungstest zum Niveau 0,1 keine Normalverteilung der Daten ergab, wurde stattdessen der Wilcoxon-Vorzeichen-Rang-Test eingesetzt. Das gleiche Vorgehen wurde gewählt, um zu prüfen, ob sich die MEA-Werte in der Gruppe der Low-Responder, die trotz Therapieoptimierung ein kardiales Ereignis hatten, von denen der Low-Responder ohne MACCE unterscheiden. Als Signifikanzniveau wurde $p \leq 0{,}05$ festgelegt.

**Vergleich der MACCE-Rate bei Clopidogrel-Respondern und Low-Respondern und innerhalb der Therapiegruppen.** Die Beurteilung, ob die Rate an Major Adverse Cardiac and Cerebrovascular Events bei den Low-Respondern trotz Therapieoptimierung signifikant höher ist als bei den primären Clopidogrel-Respondern, wurde mit dem exakten Test von Fisher mit einseitiger Fragestellung durchgeführt. Als Signifikanzniveau wurde $p \leq 0{,}05$ festgelegt.

Zur Überprüfung, ob sich die MACCE-Raten innerhalb der verschiedenen Therapiegruppen signifikant unterscheiden, wurde der gleiche Test aber mit zweiseitiger Fragestellung verwendet.

# 4. Ergebnisse

## 4.1 Präzision in Serie

Bei einem 24-jährigen Mann wurden 6 Hirudin-Blutröhrchen entnommen und nach 30 min Ruhe-Lagerung fünfmal im Abstand von 15 min an allen 5 Messkanälen des Multiplate®-Gerätes MEA-Messungen durchgeführt. Die Tabellen 1 bis 4 zeigen die Ergebnisse der Untersuchung für den ADP- bzw. TRAP-Test.

Tab. 1: ADP-Test: Präzision in Serie (n = 5)

|  | Kanal 1 | Kanal 2 | Kanal 3 | Kanal 4 | Kanal 5 | Kanal 1-5 gesamt |
|---|---|---|---|---|---|---|
| Mittelwert [U] | 74,0 | 75,2 | 77,4 | 75,2 | 81,8 | 76,7 |
| min. - max. Wert [U] | 67-85 | 65-87 | 68-95 | 63-88 | 69-91 | 63 – 95 |
| Standardabweichung [U] | 6,8 | 9,3 | 12,7 | 9,0 | 9,4 | 9,2 |
| Variationskoeffizient [%] | 9,2 | 12,4 | 16,4 | 12,0 | 11,5 | 12,1 |

Tab. 2: ADP-Test: Präzision der 5 Messkanäle

|  | 30 min | 45 min | 60 min | 75 min | 90 min | gesamt |
|---|---|---|---|---|---|---|
| Mittelwert [U] | 70,2 | 86,0 | 80,0 | 77,6 | 69,8 | 76,7 |
| min. - max. Wert [U] | 65-76 | 71-95 | 75-87 | 63-91 | 67-75 | 63 – 95 |
| Standardabweichung [U] | 4,1 | 8,9 | 5,6 | 11,7 | 3,6 | 9,2 |
| Variationskoeffizient [%] | 5,8 | 10,4 | 7,0 | 15,1 | 5,1 | 12,1 |

Tab. 3: TRAP-Test: Präzision in Serie (n = 5):

|  | Kanal 1 | Kanal 2 | Kanal 3 | Kanal 4 | Kanal 5 | Kanal 1-5 gesamt |
|---|---|---|---|---|---|---|
| Mittelwert [U] | 129,0 | 137,2 | 133,4 | 123,4 | 119,6 | 128,5 |
| min. - max. Wert [U] | 115-141 | 128-143 | 120-143 | 117-128 | 114-127 | 114 – 143 |
| Standardabweichung [U] | 10,1 | 5,6 | 9,3 | 4,0 | 4,7 | 9,3 |
| Variationskoeffizient [%] | 7,8 | 4,1 | 6,9 | 3,3 | 3,9 | 7,2 |

Tab 4: TRAP-Test: Präzision der 5 Messkanäle

|  | 30 min | 45 min | 60 min | 75 min | 90 min | Gesamt |
|---|---|---|---|---|---|---|
| Mittelwert [U] | 123,4 | 124,2 | 131,8 | 134,8 | 128,4 | 128,5 |
| min. - max. Wert [U] | 115-139 | 114-134 | 125-138 | 119-143 | 118-139 | 114 – 143 |
| Standardabweichung [U] | 9,2 | 8,4 | 5,8 | 10,8 | 9,5 | 9,3 |
| Variationskoeffizient [%] | 7,5 | 6,7 | 4,4 | 8,0 | 7,4 | 7,2 |

Aus den Messungen ist ersichtlich, dass sowohl eine hohe Präzision in Serie als auch ein geringer Variationskoeffizient vorliegen.

### 4.2 Präzision von Tag zu Tag

Bei 5 Blutspendern (Alter: 32-47 Jahre; MW = 41) wurden von November 2007 bis Juli 2009 vor jeder Thrombozytenspende MEA-Messungen durchgeführt. Die Ergebnisse sind in Tabelle 5 zusammengestellt.

Tab. 5: Ergebnisse der MEA-Messungen der 5 Blutspender

|  |  | Mittelwert [U] | Standardabweichung [U] | min. – max. Wert [U] | Variationskoeffizient [%] |
|---|---|---|---|---|---|
| Spender 1 (♂) 23 Spenden | ADP | 70,1 | 13,2 | 45 – 102 | 18,8 |
|  | TRAP | 98,0 | 10,0 | 83 – 123 | 10,2 |
| Spender 2 (♂) 45 Spenden | ADP | 81,1 | 9,7 | 65 – 111 | 12,0 |
|  | TRAP | 113,3 | 11,0 | 88 – 132 | 9,7 |
| Spender 3 (♂) 31 Spenden | ADP | 67,3 | 15,5 | 40 – 102 | 23,0 |
|  | TRAP | 90,7 | 11,2 | 71 – 119 | 12,3 |
| Spender 4 (♀) 31 Spenden | ADP | 78,3 | 9,1 | 53 – 93 | 11,6 |
|  | TRAP | 102,1 | 9,5 | 84 – 126 | 9,3 |
| Spender 5 (♀) 31 Spenden | ADP | 80 | 13,1 | 42 – 107 | 16,4 |
|  | TRAP | 105,7 | 14,8 | 66 – 147 | 14,0 |

Die Messungen zur Präzision von Tag zu Tag zeigen somit einen geringen Variationskoeffizienten.

## 4.3 Einfluss der Thrombozytenzahl und des Hämatokrits

**Thrombozyten- und Hämatokrit-Werte im Referenzbereich.** Bei 100 Blutspendern (56 Männer, 44 Frauen; Alter: 19-61 Jahre; MW = 38) wurden MEA-Messungen durchgeführt und die Messergebnisse des ADP- und TRAP-Tests mit der Thrombozytenzahl und dem Hämatokrit verglichen. Die Thrombozytenwerte lagen zwischen 174 und 480 x $10^9$ /nl, die Hk-Werte zwischen 0,33 und 0,54 l/l. Die Ergebnisse sind in den Abbildungen 11 und 12 bzw. 13 und 14 dargestellt.

Wie die Ergebnisse zeigen, besteht ein linearer, positiver Zusammenhang zwischen den ADP-/TRAP-Werten und der Thrombozytenzahl. Zwischen Hämatokrit und den ADP-/TRAP-Werten besteht dagegen eine signifikante, aber schwach negative, lineare Beziehung.

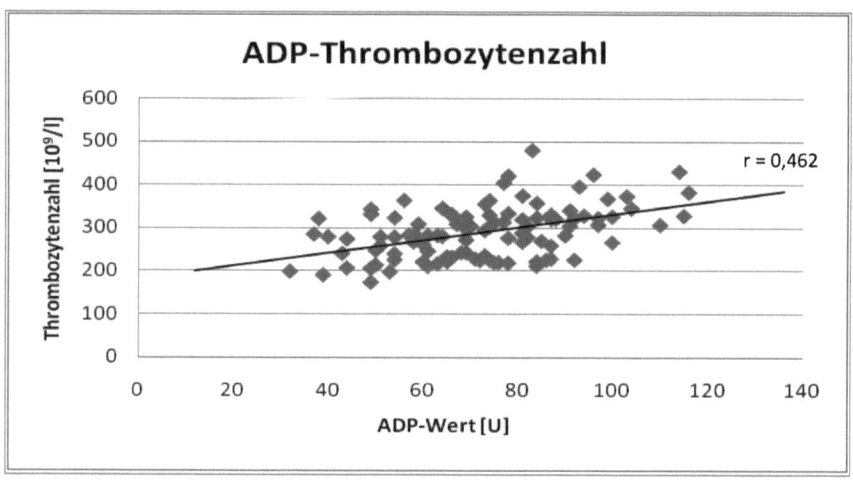

Abb.11: Korrelation der ADP-Werte mit der Thrombozytenzahl

Der Korrelationskoeffizient für den Zusammenhang zwischen ADP und Thrombozytenzahl bei den Blutspendern beträgt 0,462.

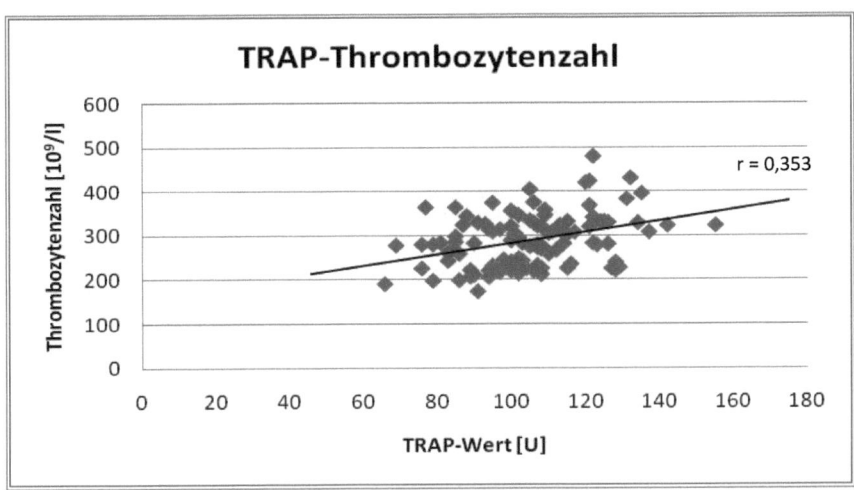

Abb. 12: Korrelation der TRAP-Werte mit der Thrombozytenzahl

Der Korrelationskoeffizient für den Zusammenhang zwischen TRAP und Thrombozytenzahl bei den Blutspendern beträgt 0,353.

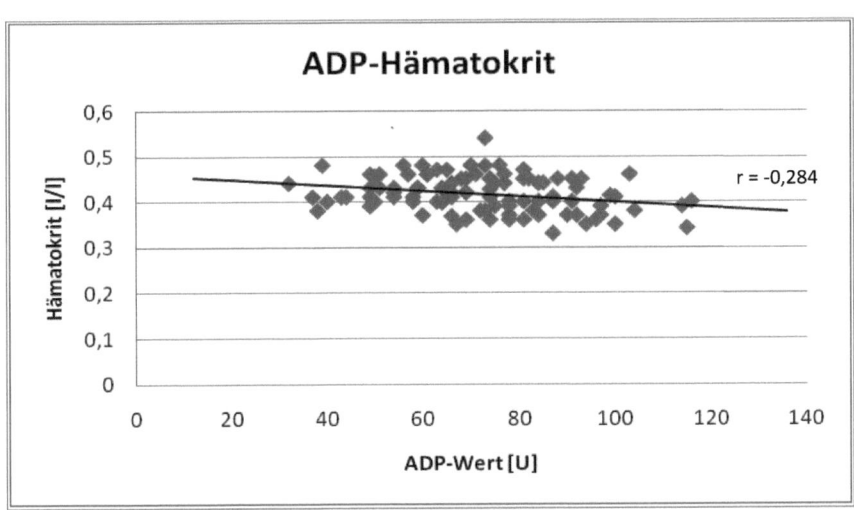

Abb. 13: Korrelation der ADP-Werte mit dem Hämatokrit

Der Korrelationskoeffizient für den Zusammenhang zwischen ADP und Hämatokrit-Wert bei den Blutspendern beträgt -0,284.

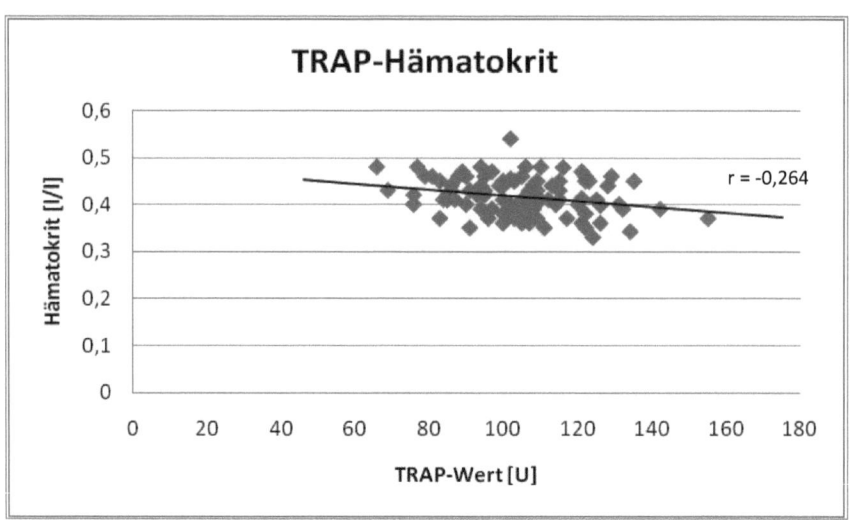

Abb. 14: Korrelation der TRAP-Werte mit dem Hämatokrit

Der Korrelationskoeffizient für den Zusammenhang zwischen TRAP und Hämatokrit-Wert bei den Blutspendern -0,264.

**Erniedrigte Thrombozyten- und Hämatokrit-Werte.** Die Ergebnisse der MEA-Messungen von 75 anämischen und/oder thrombopenischen Patienten ohne Einnahme von Thienopyridinen oder GPIIb/IIIa-Antagonisten sind in Tabelle 6 zusammengestellt.

In Gruppe 1 (ausgeprägte Anämie und Thrombopenie) lagen alle MEA-Werte deutlich unterhalb der Referenzbereiche. Bei 20 von 21 Patienten war das TRAP/ADP-Verhältnis < 3 (0 -2,74; MW 1,46). Ein Patient zeigte eine Responder-Konstellation (TRAP/ADP = 30/3). In Gruppe 2 (ausgeprägte Thrombopenie, leichte oder keine Anämie) lagen bei 5 von 7 Patienten die TRAP-Werte unter 20 U. Ein Patient hatte ein TRAP/ADP-Verhältnis < 3, ein Weiterer unauffällige Werte. In Gruppe 3 (ausgeprägte Anämie, leicht oder keine Thrombopenie) hatten nur 10 von 26 Patienten unauffällige Werte. Drei erfüllten die Kriterien für einen Responder-Status, bei neun Patienten war das TRAP/ADP-Verhältnis < 3 (1,46 - 2,88; MW 1,99) und bei vier lagen die Werte im Graubereich. Uneinheitlich verhielten sich die MEA-Werte in Gruppe 4, in der die Patienten mit Werten im subnormalen Bereich zusammengefasst wurden: Während 13 von 21 Patienten Werte im Referenzbereich hatten, zeigten zwei die für einen Responder-Status typische Konstellation. Sechs Patienten wiesen ein TRAP/ADP-Verhältnis < 3 auf.

Tab. 6: MEA-Werte bei Patienten mit Anämie und/oder Thrombopenie ohne Einnahme von Thienopyridinen

| Patientengruppen | n | ADP-Wert MW min. - max. [U] | TRAP-Wert MW min. - max. [U] |
|---|---|---|---|
| **Gruppe 1**    n = 21 <br> Hk ≤ 0,30 l/l und Thrombozyten ≤ 100 /nl <br> Hk: 0,21 - 0,30 l/l   MW 0,27 <br> Plt: 8 - 99 /nl   MW 45,6 | Männer: 13 <br><br> Frauen: 8 | 7,4 <br> 1 - 23 <br><br> 11,4 <br> 2 - 23 | 13,8 <br> 1 - 36 <br><br> 19,5 <br> 2 - 49 |
| **Gruppe 2**    n = 7 <br> Hk > 0,30 l/l und Thrombozyten ≤ 100 /nl <br> Hk: 0,31 - 0,41 l/l   MW 0,34 <br> Plt: 20 - 80 /nl   MW 44,0 | Männer: 5 <br><br> Frauen: 2 | 15,0 <br> 2 - 50 <br><br> 7,0 <br> 3 - 11 | 36,4 <br> 5 - 114 <br><br> 15,0 <br> 12 - 18 |
| **Gruppe 3**    n = 26 <br> Hk ≤ 0,30 l/l und Thrombozyten > 100 /nl <br> Hk: 0,22 - 0,30 l/l   MW 0,28 <br> Plt: 104 - 506 /nl   MW 213 | Männer: 9 <br><br> Frauen: 17 | 36,3 <br> 12 - 59 <br><br> 45,8 <br> 10 - 81 | 65,9 <br> 33 - 137 <br><br> 75,6 <br> 19 - 146 |
| **Gruppe 4**    n = 21 <br> Hk > 0,30 l/l und Thrombozyten > 100 /nl <br> Hk: 0,31 - 0,35 l/l   MW 0,33 <br> Plt: 110 - 608 /nl   MW 259 | Männer: 10 <br><br> Frauen: 11 | 52,3 <br> 20 - 124 <br><br> 54,3 <br> 25 - 103 | 86,5 <br> 58 - 123 <br><br> 84,8 <br> 51 - 123 |

Aus diesen Ergebnissen wurden folgende Konsequenzen gezogen:

1. Der Multiplate®-Test ist bei einer Thrombozytenzahl ≤ 100 /nl nicht verwertbar.

2. Da bei Thrombozytenzahlen > 100 /nl aber Hk-Werten ≤ 0,30 l/l nur bei 10 von 26 Patienten (= 38 %) Werte im Referenzbereich gemessen wurden und bei 3 von 26 Patienten ohne Thienopyridin-Einnahme eine Responder-Konstellation gefunden wurde, sollte auch ein Hk ≤ 0,30 l/l ein Ausschlusskriterium für den Test sein.

3. Bei Hk-Werten zwischen 0,31 und 0,35 und Thrombozytenwerten > 100 /nl sind bei 13 von 21 Patienten die Ergebnisse im Referenzbereich. Bei 2 von 21 Patienten liegt auch ohne Thienopyridin-Einnahme eine Responder-Konstellation vor (TRAP/ADP: 79/25 und 38/12 U).

MEA-Ergebnisse in diesem Hk-Bereich sind daher v.a. bei erniedrigten ADP-Werten mit Vorbehalt zu werten und v.a. bei einem TRAP/ADP-Verhältnis von knapp > 3 kontrollbedürftig.

4. Für die Beurteilung der Thienopyridin-Wirkung muss das Ergebnis des TRAP-Tests mit herangezogen werden. Bei TRAP-Werten < 20 U oder bei einem TRAP/ADP-Verhältnis < 3 sollten trotz ADP-Werten im Responderbereich keine Aussagen zur Thienopyridin-Wirkung gemacht werden, da vermutlich keine regulären Messbedingungen vorliegen.

## 4.4 Einfluss von Venenstauung und Kanülen-Durchmesser

Bei 20 Testpersonen (12 Männer, 8 Frauen; Alter: 18-86, MW = 41 Jahre) wurde Hirudin-Blut an einem Arm mit einer weitlumigen Kanüle (19 G) nach kurzer und schwacher Stauung und anschließend am anderen Arm nach langer und starker Stauung mit einer englumigen Kanüle (21 G) entnommen. Wie Tabelle 7 zeigt, besteht kein signifikanter Unterschied zwischen den unterschiedlichen Blutgewinnungsverfahren.

Tab. 7: Einfluss von Venenstauung und Kanülendurchmesser auf die Ergebnisse der MEA-Messungen

|  | ADP-Test | | TRAP-Test | |
| --- | --- | --- | --- | --- |
|  | geringe Stauung weite Kanüle | starke Stauung dünne Kanüle | geringe Stauung weite Kanüle | starke Stauung dünne Kanüle |
| Mittelwert [U] | 83,3 | 81,2 | 117,2 | 114,5 |
| min. - max. Wert [U] | 44 – 117 | 34 – 113 | 78 – 134 | 90 – 141 |
| Standardabweichung [U] | 16,5 | 17,8 | 14,9 | 16,5 |
| Variationskoeffizient [%] | 19,8 | 22,0 | 12,8 | 14,4 |
| p-Wert (zweiseitiger t-Test) | 0,35 | | 0,23 | |

## 4.5 Einfluss des Füllungsgrades des Hirudin-Röhrchens

20 Testpersonen (14 Männer, 6 Frauen; Alter 18-58 Jahre, MW = 37) wurden jeweils zwei Hirudin-Blut-Röhrchen entnommen, um zu untersuchen, ob der Füllungsgrad des Abnahmeröhrchens die MEA-Messung beeinflusst. Tabelle 8 zeigt, dass die MEA-Messungen bei Röhrchen, die nur ca. zur Hälfte gefüllt sind, im Mittel signifikant niedrigere Werte ergeben als bei vollständiger Füllung.

Tab. 8: Einfluss des Füllungsgrades des Hirudin-Röhrchens

|  | ADP-Test | | TRAP-Test | |
|---|---|---|---|---|
|  | Röhrchen halb gefüllt | Röhrchen ganz gefüllt | Röhrchen halb gefüllt | Röhrchen ganz gefüllt |
| Mittelwert [U] | 52,7 | 66,6 | 92,7 | 101,3 |
| min. - max. Wert [U] | 22 – 83 | 40 – 95 | 55 – 132 | 76 – 125 |
| Standardabweichung [U] | 17,3 | 26,4 | 21,6 | 16,5 |
| Variationskoeffizient [%] | 32,8 | 39,6 | 23,3 | 16,3 |
| p-Wert (zweiseitiger t-Test) | < 0,0001 | | 0,0013 | |

## 4.6 Einfluss der „Ruhelagerung"

Bei 16 Testpersonen wurden zwei Hirudin-Blut-Röhrchen entnommen, von denen eines mindestens 30 min vor der Messung erschütterungsfrei gelagert wurde, während das andere vor der Messung 30 min lang ständig (n = 5; 4 Männer, 1 Frau; Alter: 21-58 Jahre; MW = 38) bzw. gelegentlich (n = 11; 5 Männer, 6 Frauen; Alter: 29-46 Jahre; MW = 40) gemischt wurde. Wie die Tabellen 9 und 10 zeigen, unterscheiden sich die Ergebnisse des Vergleichs zwischen Ruhelagerung und Rollenmischer bzw. gelegentlichem Mischen signifikant.

Tab. 9: Ergebnisse der MEA-Messungen nach Ruhelagerung und Lagerung auf einem Rollenmischer

|  | ADP-Test | | TRAP-Test | |
| --- | --- | --- | --- | --- |
|  | Ruhe | Rollenmischer | Ruhe | Rollenmischer |
| Mittelwert [U] | 58,8 | 45,6 | 111,2 | 96,6 |
| min. - max. Wert [U] | 38 – 84 | 29 – 85 | 95 – 130 | 82 – 107 |
| Standardabweichung [U] | 21,2 | 23,1 | 12,6 | 9,5 |
| Variationskoeffizient [%] | 36,0 | 50,6 | 11,3 | 9,8 |
| p-Wert (zweiseitiger t-Test) | 0,077 | | 0,025 | |

Tab. 10: Ergebnisse der MEA-Messungen nach Ruhelagerung und Lagerung mit gelegentlichem Mischen

|  | ADP-Test | | TRAP-Test | |
| --- | --- | --- | --- | --- |
|  | Ruhe | gelegentliches Mischen | Ruhe | gelegentliches Mischen |
| Mittelwert [U] | 79,2 | 43,8 | 107,2 | 76,9 |
| min. - max. Wert [U] | 37 – 103 | 15 – 84 | 85 – 142 | 35 – 120 |
| Standardabweichung [U] | 19,3 | 22,6 | 17,7 | 23,0 |
| Variationskoeffizient [%] | 24,3 | 51,5 | 16,5 | 30,0 |
| p-Wert (zweiseitiger t-Test) | < 0,0001 | | 0,0025 | |

Daher wurde eine 30-minütige Ruhelagerung vor Durchführung der Messung für die Erzielung eines verwertbaren Messergebnisses festgelegt.

## 4.7 Einfluss des Rohrpostversands

Bei 20 Testpersonen (12 Männer, 8 Frauen; Alter 20-58 Jahre; MW = 37) wurden jeweils 2 Röhrchen Hirudin-Blut entnommen. Wie Tabelle 11 zeigt, besteht kein signifikanter Unterschied zwischen MEA-Messungen, die aus Hirudin-Blut gemacht wurden, das unmittelbar nach Entnahme in Ruhe gelagert wurde, und MEA-Messungen, die vor der Ruhelagerung mit der Rohrpost verschickt wurden.

Tab. 11: Einfluss des Rohrpostversands

|  | ADP-Test | | TRAP-Test | |
| --- | --- | --- | --- | --- |
|  | mit Rohrpost | ohne Rohrpost | mit Rohrpost | ohne Rohrpost |
| Mittelwert [U] | 70,5 | 70,3 | 104,8 | 105,6 |
| min. - max. Wert [U] | 18 – 100 | 23 – 98 | 88 – 125 | 91 – 124 |
| Standardabweichung [U] | 23,5 | 19,5 | 10,2 | 9,1 |
| Variationskoeffizient [%] | 33,3 | 27,7 | 9,7 | 8,6 |
| p-Wert | 0,96 (Vorzeichen-Test) | | 0,8 (zweiseitiger t-Test) | |

### 4.8 Einfluss des Zeitintervalls zwischen Blutentnahme und Messung

Abb. 15 zeigt bei fünf männlichen Testpersonen (Alter: 25-59 Jahre; MW = 45) den Zeitverlauf der einzelnen ADP-Werte und des Mittelwerts über 30 bis 270 Minuten.

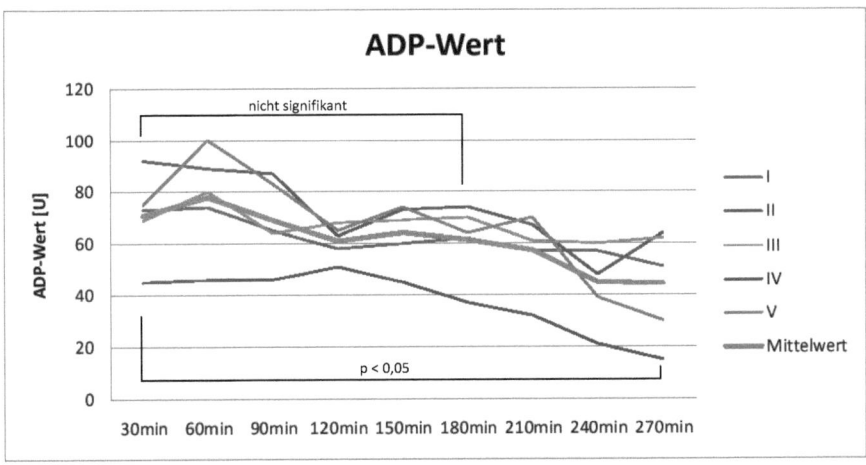

Abb. 15: Abhängigkeit der ADP-Werte vom Zeitpunkt der Messung nach der Blutentnahme

Der Mittelwert beträgt nach 30 min 70,8 U, nach 60 min 77,8 U, nach 120 min 61,0 U, nach 180 min 61,4 U und nach 270 min 44,4 U.

Abb. 16 zeigt bei denselben Testpersonen den Zeitverlauf der einzelnen TRAP-Werte und des Mittelwerts.

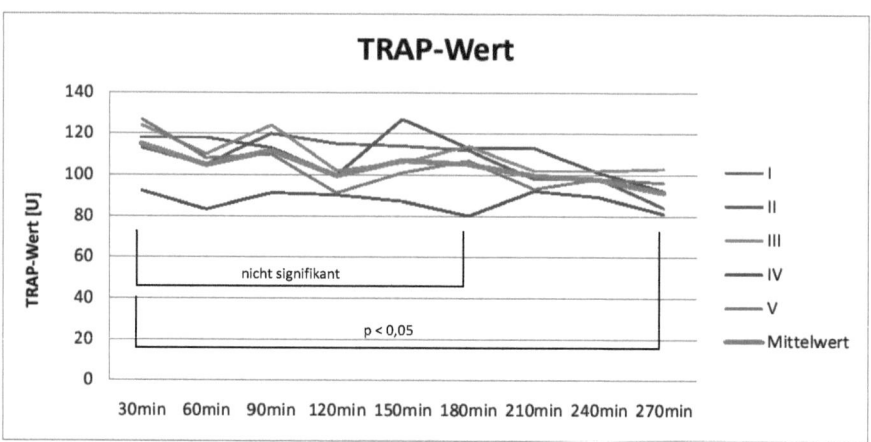

Abb. 16: Abhängigkeit der TRAP-Werte vom Zeitpunkt der Messung nach der Blutentnahme

Der Mittelwert beträgt nach 30 min 114,8 U, nach 60 min 104,8 U, nach 120 min 99,6 U, nach 180 min 105,2 U und nach 270 min 91,2 U.

Sowohl beim ADP- als auch beim TRAP-Test unterscheiden sich die Mittelwerte der Messwerte zwischen 30 und 180 min nicht signifikant voneinander. Die Werte, die nach 270 min gemessen wurden, sind jedoch signifikant niedriger ($p < 0,05$), als die, die nach 30 min erhoben wurden.

### 4.9 Erstellung von Referenzbereichen für den ADP- und TRAP-Test

Um Referenzbereiche zu ermitteln, wurde 150 Blutspendern bzw. gesunden Labormitarbeitern (75 Männer, 75 Frauen; Alter: 19-66 Jahre; MW = 40) Hirudin-Blut entnommen und der ADP- und TRAP-Test durchgeführt. Tabelle 12 und die Abbildungen 17 - 19 zeigen die Verteilung der ADP- und TRAP-Werte.

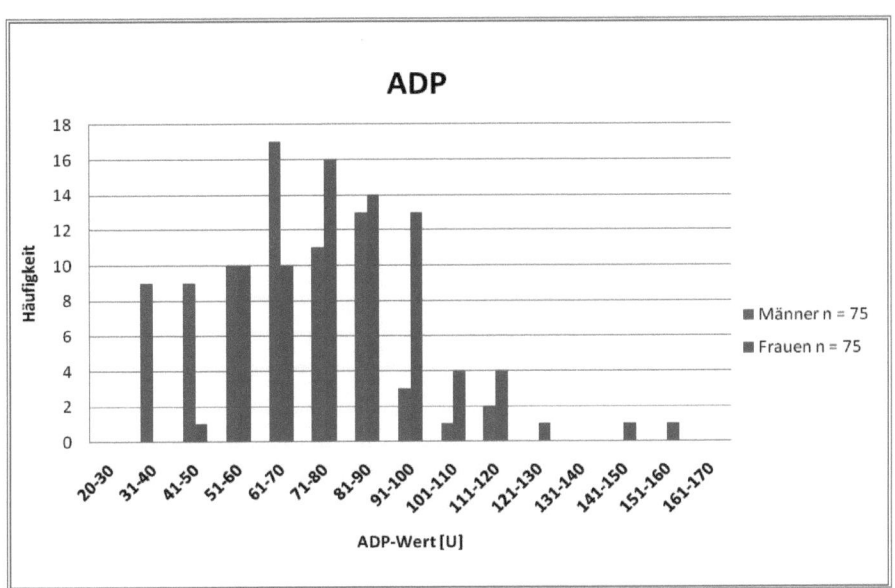

Abb. 17: Verteilung der ADP-Werte

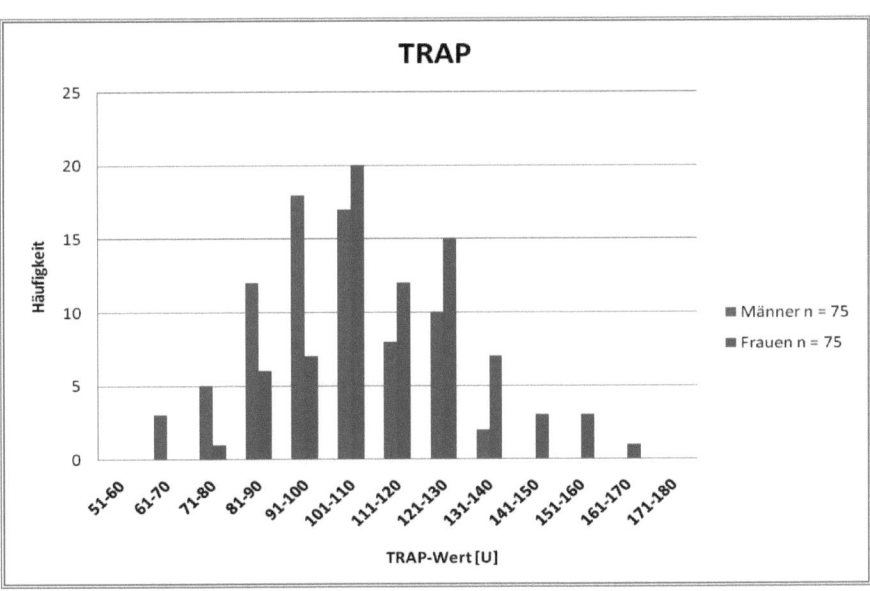

Abb. 18: Verteilung der TRAP-Werte

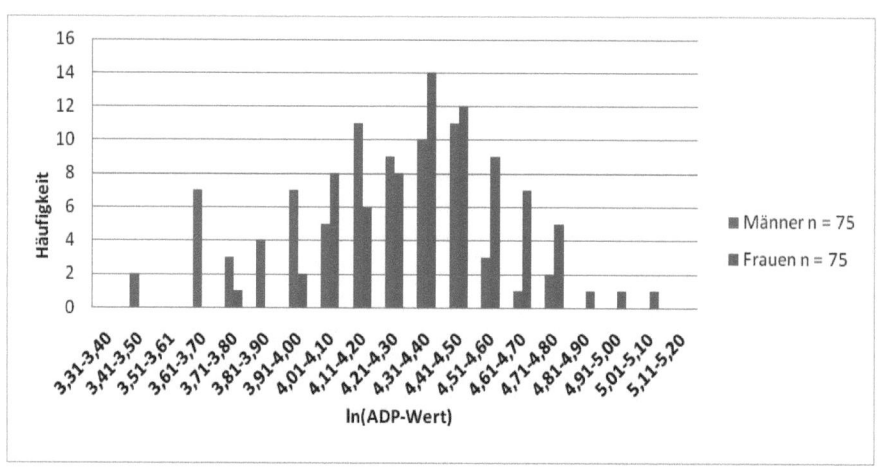

Abb. 19: Logarithmische Normalverteilung der ADP-Werte

Wie aus Tab. 12 zu erkennen ist, unterscheiden sich die Referenzbereiche bei Männern und Frauen sowohl beim ADP- wie auch beim TRAP-Test. Die Verteilung der Messwerte für den ADP-Test ist für beide Geschlechter nicht standardnormalverteilt, sondern läuft als positiv schiefe, linkssteile Verteilung nach rechts flach aus. Dies ist bei vielen Verteilungen in der Natur der Fall (107). Durch Logarithmieren erreicht man hierbei eine logarithmische Normalverteilung. Nach Logarithmieren ergibt sich die in Abb. 19 dargestellte Verteilung der ADP-Werte (siehe auch Tabelle 13).

Tab. 12: Ergebnisse der MEA-Messungen bei 150 Blutspendern und gesunden Labormitarbeitern

|  | Gesamt | | Männer | | Frauen | |
| --- | --- | --- | --- | --- | --- | --- |
|  | ADP | TRAP | ADP | TRAP | ADP | TRAP |
| Mittelwert [U] | 74,7 | 108,0 | 66,2 | 101,0 | 83,2 | 115,0 |
| min. - max. Wert [U] | 32 – 154 | 63 – 161 | 32 – 117 | 63 – 135 | 44 – 154 | 76 – 161 |
| Median [U] | 74 | 107,5 | 66 | 100 | 81 | 114 |
| Standardabweichung [U] | 21,6 | 18,6 | 18,7 | 16,4 | 20,9 | 18,2 |

Da sich 95,44 % aller Werte einer Normalverteilung im Bereich Mittelwert ± 2 x Standardabweichung befinden, wurde dieses Intervall zur Erstellung von Referenzbereichen benutzt.

Tab. 13: Statistische Auswertung der logarithmischen Normalverteilung der ADP-Werte

|  | **Männer** | **Frauen** |
|---|---|---|
| Mittelwert [U] | 4,15 | 4,39 |
| Median [U] | 4,19 | 4,39 |
| Standardabweichung [U] | 0,30 | 0,24 |
| MW ± 2s | 3,56 – 4,74 | 3,91 – 4,88 |

Um aus den jetzt normalverteilten logarithmischen Werten wieder die Ursprungswerte zu bekommen, bedient man sich der Exponential-Funktion. Nach Anwendung dieser ergeben sich folgende Referenzbereiche für den ADP-Test:

**Männer: 35 – 114 U     Frauen: 50 – 132 U**

Wie Abb. 18 zeigt, sind die Werte des TRAP-Tests annähernd standardnormalverteilt. Der Bereich der doppelten Standardabweichung um den Mittelwert ergibt folgende Referenzbereiche für den TRAP-Test:

**Männer: 68 – 134 U     Frauen: 79 – 151 U**

### 4.10 Festlegung des Cut-off-Wertes

Da für die Festlegung des Cut-off-Wertes zwischen Low-Respondern und Respondern bzgl. der Clopidogrel-Wirkung die untere Grenze entscheidend ist, wurde das 95 %-Konfidenzintervall berechnet. Es ergeben sich gerundet folgende Werte:

**Männer: 32 – 38 U     Frauen: 46 – 53 U**

Männliche Patienten mit ADP-Werten < 32 U und weibliche mit ADP-Werten < 46 U wurden daher den Respondern zugeordnet. Entsprechend wurden männliche Patienten mit ADP-Werten > 38 U und weibliche mit ADP-Werten > 53 als Low-Responder eingestuft.

Bei Patienten mit ADP-Werten im jeweiligen Konfidenzintervall (= „Graubereich") wurde keine Zuordnung vorgenommen, sondern eine Kontrolluntersuchung empfohlen.

## 4.11 Patientenkollektiv, das für die Studie zum Monitoring der Thienopyridin-Wirkung herangezogen wurde

Trotz guter Kooperation mit den auf den Stationen tätigen Ärzten, gelang es im Klinikalltag nicht, bei allen für die Studie geeigneten Stent-Patienten MEA-Messungen durchzuführen, zumal anfangs die klinische Relevanz dieser Untersuchungen noch nicht erkennbar war.

Von Januar 2008 bis Juli 2009 wurde bei 1139 Stent-Patienten, das sind ca. 61 % der Gesamtzahl an Patienten, die in diesem Zeitraum gemäß der Leistungsstatistik des Klinikums Augsburg einen Koronarstent erhielten, ein Monitoring der Thienopyridin-Therapie durchgeführt.

134 Patienten (11,8 %, 96 Männer, 38 Frauen) mussten ausgeschlossen werden, weil nach den in Kap. 3.4 genannten Kriterien während der Dauer des Klinikaufenthaltes keine eindeutige Beurteilung der Clopidogrel-Wirkung möglich war. Die Gründe waren vorwiegend Zweifel an der Einhaltung der präanalytischen Bedingungen, zu niedrige TRAP-Werte infolge einer noch vorhandenen Wirkung von GPIIb/IIIa-Antagonisten, Thrombopenie bzw. Anämie oder fehlende Kontrollen bei nicht eindeutigen MEA-Ergebnissen.

Das Patientenkollektiv, das für die Studie herangezogen wurde, bestand daher aus 1005 Patienten.

## 4.12 Messung der Thrombozytenaggregation vor PCI und 600 mg Clopidogrel-Loadingdose und nach Verabreichung von Clopidogrel

Von 162 Patienten wurde Hirudin-Blut für MEA-Messungen unmittelbar vor Stent-implantation und 600 mg Clopidogrel-Loading entnommen. Die Ergebnisse dieser Messungen wurden mit denen nach Clopidogrel-Einnahme verglichen. 48 Patienten mussten aus dieser Untersuchung ausgeschlossen werden, weil die Messergebnisse vor Einnahme des Clopidogrel-Loadings unterhalb des Referenzbereichs für den ADP-Test waren (n = 40) bzw. keine eindeutige Aussage zum Responder-Status gemacht werden konnte (n = 8). Die Messungen von 114 Patienten, davon 40 mit akutem Koronarsyndrom (ACS) und 74 mit elektiver PCI, konnten ausgewertet werden. Abb. 20 zeigt die Ergebnisse dieser Untersuchung, wobei nur die ADP-Werte dargestellt sind, da mit Hilfe des TRAP-Tests keine prädiktive Aussage möglich ist.

Kein Clopidogrel-Low-Responder hatte bei der Messung vor Loading einen ADP-Wert $\leq$ 65 U. 10 von 60 Patienten, die vor Loading einen ADP-Wert > 65 U hatten, waren später Clopidogrel-

Low-Responder. Der positive prädiktive Wert (PPV), einen späteren Low-Responder mit einem Vor-Loading-ADP-Wert > 65 U zu erkennen, ist 0,166. Bei einem Vor-Loading-Wert > 80 U erhöht sich der PPV auf 0,214.

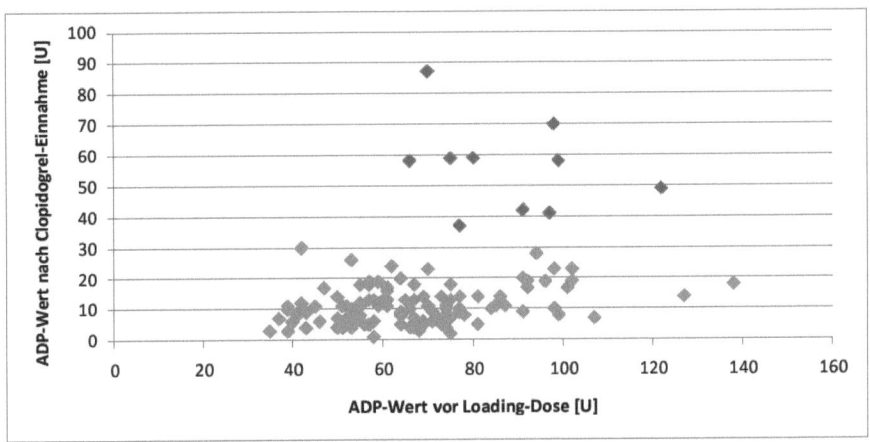

Abb. 20: Gegenüberstellung der ADP-Werte vor Loading-dose und nach 600 mg Clopidogrel (rote Rauten: Clopidogrel-Low-Responder; grüne Rauten: Clopidogrel-Responder)

## 4.13 Untersuchungen zum optimalen Zeitpunkt der MEA-Messung nach Gabe der Loading-dose

Um festzustellen, wann der optimale Messzeitpunkt nach Gabe der Loading-dose ist, wurden insgesamt 1483 MEA-Messungen ausgewertet und nach den in Kap. 3.4 genannten Kriterien bewertet. Ein nicht eindeutig beurteilbarer Responder-Status lag demnach immer dann vor, wenn der ADP-Wert im sogenannten „Graubereich" lag oder wenn der TRAP-Wert in Relation zum ADP-Wert zu niedrig (3 x ADP-Wert < TRAP-Wert) war oder der TRAP-Wert weniger als 20 U betrug. In Tab. 14 werden die Ergebnisse dieser Untersuchung dargestellt.

Wie die Auswertung zeigt, ist bei 21,0 % der Messungen keine eindeutige Beurteilung des Responder-Status möglich, so dass Kontrollmessungen durchgeführt werden müssen. Die Messungen in den ersten 24 h nach Stentimplantation liefern jedoch trotz des regelhaften Absinkens des TRAP-Wertes (siehe Kap. 4.16) häufiger eindeutige Ergebnisse als Messungen zu einem späteren Zeitpunkt.

Tab. 14: Rate eindeutig beurteilbarer MEA-Messungen in Abhängigkeit vom Messzeitpunkt

| Zeitpunkt der MEA-Messung | Status eindeutig beurteilbar | Status nicht eindeutig beurteilbar | Gesamtzahl der MEA-Messungen | Rate eindeutiger Messungen |
|---|---|---|---|---|
| Schleusenzug | 380 | 93 | 473 | 80,3 % |
| 1. Tag | 271 | 46 | 317 | 85,5 % |
| 2. Tag | 148 | 40 | 188 | 78,7 % |
| 3. Tag | 113 | 39 | 152 | 74,3 % |
| 4. Tag | 83 | 25 | 108 | 76,9 % |
| 5. Tag | 56 | 28 | 84 | 66,7 % |
| 6. Tag | 40 | 14 | 54 | 74,1 % |
| ≥ 7. Tag | 80 | 27 | 107 | 74,8 % |
| Gesamt | 1171 | 312 | 1483 | 79,0 % |

## 4.14 Ergebnisse der Kontrolluntersuchungen bei Patienten mit initial nicht eindeutig beurteilbaren MEA-Werten

Bei 121 (= 12 %) der 1005 Patienten waren bei der Erstmessung das TRAP/ADP-Verhältnis < 3 und/oder der TRAP-Wert < 20 AUC-Einheiten. Rechnet man noch die 134 wegen unklarer Befunde aus der Studie ausgeschlossenen Patienten hinzu, so erhöht sich der Anteil auf 22 % (255 von 1139).

Die Kontrolluntersuchungen ergaben bei 87 der 121 Patienten einen Responder-Status, bei 34 (= 28,1 %) einen Low-Responder-Status. Bei 30 der 34 Low-Responder wurde das unzureichende Ansprechen auf Clopidogrel innerhalb von sieben Tagen (Mittelwert 2,9 Tage), bei den restlichen 4 Patienten erst nach 7 und mehr Tagen festgestellt.

## 4.15 Reproduzierbarkeit der MEA-Messungen

Bei 291 Patienten wurden trotz eines bei der Erstmessung eindeutigen Clopidogrel-Responder-Status nochmals im Verlauf des Klinikaufenthaltes MEA-Kontrollen durchgeführt. Diese Untergruppe wurde ausgewertet, um die Reproduzierbarkeit der Messungen im klinischen Betrieb zu beurteilen.

Zusätzlich wurde der Frage nachgegangen, ob das Ergebnis bei Patienten, die bei der Erstmessung als Clopidogrel-Responder beurteilt wurden, durch eine spätere Messung eindeutiger wäre. Wie in Kap. 3.6 festgelegt, ist die Beurteilung des Responder-Status umso zweifelsfreier, je höher der TRAP-Wert und das Verhältnis TRAP/ADP sind.

75 Patienten (25,8 %) wiesen dabei eindeutigere Ergebnisse der MEA-Messungen auf. 198 Patienten (68,0 %) hatten bei den Folgemessungen Messergebnisse, die zwar ebenfalls eindeutig auf einen Responder-Status hinwiesen, jedoch keine zweifelsfreie Beurteilung des Responder-Status erlaubten. Bei 17 Patienten (5,8 %) hingegen konnten bei den Folgemessungen keine eindeutigen Aussagen zum Responder-Status gemacht werden. 1 Patient (0,3 %) wies nach einem anfänglichem Clopidogrel-Responder-Status bei der Folgemessung einen Low-Responder-Status auf. In Tabelle 15 sind die Ergebnisse dieser Untersuchung zusammengefasst.

Tab. 15: Ergebnisse der Folgemessungen bei Patienten mit Responder-Status

| Gesamtzahl der Patienten mit Responder-Status, bei denen eine Folgemessung durchgeführt wurde n = 291 | | | |
|---|---|---|---|
| Erstmessung mit höherem TRAP/ADP-Verhältnis oder TRAP-Wert als bei Folgeuntersuchung | Folgemessung mit höherem TRAP/ADP-Verhältnis **und** TRAP-Wert als bei Erstmessung | Folgemessung ergibt nicht eindeutigen Responder-Status | Folgemessung ergibt Low-Responder-Status |
| 198 | 75 | 17 | 1 |
| Reproduzierbare Werte: n = 273 ( 93,8 %) | | Nicht reproduzierbare Werte: n = 18 ( 6,2 %) | |

Tab. 15 zeigt, dass die MEA-Messungen in ca. 94 % der Fälle reproduzierbar sind. Zusätzlich bestätigt die Auswertung das in Kap. 4.13 dargestellte Resultat, dass die Messung zu einem möglichst frühen Zeitpunkt im Regelfall zu eindeutigen Ergebnissen führt.

Zur Überprüfung der Reproduzierbarkeit wurden auch die Ergebnisse von 33 Patienten ausgewertet, bei denen zu einem späteren Zeitpunkt eine erneute Stentimplantation mit Verabreichung der Loading-dose erforderlich wurde. Die Zeitdifferenz zwischen erster und zweiter PCI betrug im Mittel 151 Tage (31 - 413). Bei allen 33 Patienten lag bei beiden Messungen ein eindeutiger Responder-Status vor.

Die in Abb. 21 dargestellten Ergebnisse zeigen, dass das individuelle Ansprechen nach der Loading-dose in weitem Maße reproduzierbar ist, da zwischen den Messwerten eine starke lineare Abhängigkeit mit Korrelationskoeffizienten von 0,558 für den ADP-Wert und 0,740 für den TRAP-Wert besteht.

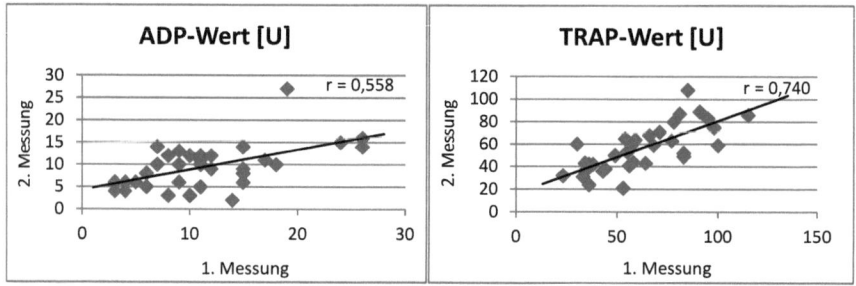

Abb. 21: Korrelation der ADP- und TRAP-Werte, die nach zwei zeitlich getrennten PCI mit erneuter Verabreichung der Loading-dose gemessen wurden

Weiterhin wurde überprüft, inwieweit die Messwerte, die in den ersten drei Tagen nach Stentimplantation bestimmt wurden, mit später gemessenen MEA-Werten unter 75 mg/d Clopidogrel-Erhaltungsdosis übereinstimmen. Dazu wurden bei 17 Respondern, die mindestens 4 Wochen nach PCI aus unterschiedlichen Gründen (z.B. Angina-Pectoris-Beschwerden, Second-look-Eingriff etc.) im Klinikum Augsburg behandelt wurden, MEA-Kontrollmessungen durchgeführt. Das Zeitintervall zwischen den Messungen betrug im Mittel 213 Tage (Min - Max: 29 - 475). Die Ergebnisse sind in Abb. 22 dargestellt.

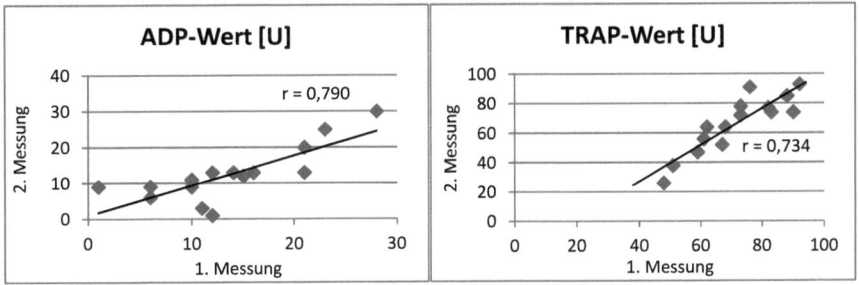

Abb. 22: Korrelation der ADP- und TRAP-Werte innerhalb drei Tagen und mindestens 4 Wochen nach PCI

In allen Fällen lag unverändert ein Responder-Status vor. Zwischen den Messwerten bestand eine lineare Abhängigkeit mit Korrelationskoeffizienten von 0,790 für den ADP-Wert und 0,734 für den TRAP-Wert.

### 4.16 Abhängigkeit der MEA-Werte vom Messzeitpunkt

Um zu untersuchen, ob sich die MEA-Werte nach Stentimplantation und 600 mg Clopidogrel-Loading im weiteren Verlauf ändern, wurden die Messwerte von 981 Patienten in Abhängigkeit vom Zeitpunkt der Messung nach Stentimplantation ausgewertet. Die 981 Patienten setzen sich aus den 887 Respondern (siehe Kap. 4.17) und 94 der 134 Patienten zusammen, bei denen während des Aufenthalts im Klinikum Augsburg keine eindeutige Beurteilung der Clopidogrel-Wirkung möglich war und die daher aus der Studie primär ausgeschlossen wurden. 40 Patienten aus dieser Gruppe konnten deshalb nicht mit ausgewertet werden, weil die vorliegenden MEA-Messungen unter gleichzeitiger Therapie mit GPIIb/IIIa-Antagonisten erfolgten oder die Patienten anämisch oder thrombopenisch waren. In den Tabellen 16 und 17 sind die Ergebnisse dieser Untersuchung getrennt nach den Indikationen akutes Koronarsyndrom und elektive PCI aufgelistet.

Wie aus den Tab. 16 und 17 zu erkennen ist, steigen sowohl der ADP- als auch der TRAP-Wert bei beiden Patientenkollektiven ungefähr ab dem 3. Tag nach PCI an, wobei der Anstieg bei den ACS-Patienten deutlich stärker ist als bei Patienten nach elektiver PCI.

Tab. 16: ADP- und TRAP-Werte (n = 708) der Patienten mit ACS (n = 545) in Abhängigkeit von der Zeit nach PCI

| Tage nach PCI | 0* | 1 | 2 | 3 | 4 | 5 | 6 | 7 - 14 |
|---|---|---|---|---|---|---|---|---|
| Anzahl der Messungen | 95 | 84 | 132 | 124 | 87 | 63 | 38 | 85 |
| **ADP-Test** | | | | | | | | |
| Mittelwert [U] | 12,3 | 10,8 | 13,1 | 15,3 | 18,7 | 20,3 | 20,0 | 21,8 |
| Standardabweichung [U] | 9,8 | 8,5 | 7,5 | 7,4 | 9,8 | 8,1 | 10,5 | 9,6 |
| min. - max. Wert [U] | 1 - 42 | 1 - 38 | 1 - 34 | 1 - 35 | 2 - 46 | 1 - 41 | 1 - 39 | 4 - 48 |
| **TRAP-Test** | | | | | | | | |
| Mittelwert [U] | 59,9 | 55,8 | 57,4 | 58,7 | 68,9 | 69,4 | 67,1 | 77,9 |
| Standardabweichung [U] | 30,8 | 27,8 | 23,9 | 21,6 | 22,1 | 23,0 | 20,1 | 25,1 |
| min. - max. Wert [U] | 9 - 137 | 10 - 130 | 9 - 116 | 15 - 120 | 25 - 138 | 14 - 123 | 29 - 119 | 34 - 137 |

* zum Zeitpunkt des Schleusenzugs, d.h. frühestens 6h nach Clopidogrel Loading-Dose

Tab. 17: ADP- und TRAP-Werte (n = 634) der Patienten mit elektiver PCI (n = 436) in Abhängigkeit von der Zeit nach PCI

| Tage nach PCI | 0* | 1 | 2 | 3 | 4 | 5 | 6 | 7 - 14 |
|---|---|---|---|---|---|---|---|---|
| Anzahl der Messungen | 328 | 222 | 42 | 20 | 7 | 2 | 1 | 12 |
| **ADP-Test** | | | | | | | | |
| Mittelwert [U] | 10,8 | 10,6 | 11,2 | 12,6 | 9,9 | 8,0 | 10 | 15,2 |
| Standardabweichung [U] | 7,2 | 7,2 | 7,2 | 8,3 | 5,2 | 5,7 | - | 10,2 |
| min. - max. Wert [U] | 1 - 42 | 1 - 34 | 1 - 34 | 3 - 31 | 5 - 17 | 4 - 12 | - | 1 - 33 |
| **TRAP-Test** | | | | | | | | |
| Mittelwert [U] | 60,1 | 60,6 | 56,6 | 67,3 | 49,6 | 82,5 | 51 | 69,6 |
| Standardabweichung [U] | 22,9 | 23,3 | 25,5 | 32,0 | 26,9 | 7,8 | - | 29,3 |
| min. - max. Wert [U] | 11 - 122 | 11 - 128 | 8 - 121 | 19 - 136 | 24 - 106 | 77 - 88 | - | 26 - 111 |

* zum Zeitpunkt des Schleusenzugs, d.h. frühestens 6h nach Clopidogrel Loading-Dose

## 4.17 Anteil der Clopidogrel-Low-Responder unter Standard-Therapie

885 (= 88,1 %) der 1005 in die Studie eingeschlossenen Patienten konnten nach der ersten Messung eindeutig hinsichtlich ihrer Clopidogrel-Response bewertet werden. Von den übrigen 120 konnten 98 bei der 2. Messung, 16 bei der 3. Messung und 6 bei der 4. Messung zweifelsfrei einem Responder- bzw. Low-Responder-Status zugeordnet werden.

887 (= 88,3 %, 635 Männer, 252 Frauen) der 1005 Patienten (729 Männer, 276 Frauen), die ausgewertet werden konnten, hatten nach Gabe der Clopidogrel-Loading-dose bzw. einige Tage später unter einer 75 mg Clopidogrel Erhaltungsdosis ADP-Werte unterhalb des Referenzbereichs bei einem ausreichend hohen TRAP-Wert und wurden als „primäre" Clopidogrel-Responder eingestuft. 118 Patienten (= 11,7 %, 94 Männer, 24 Frauen) wiesen unter der Standard-Clopidogrel-Therapie ADP-Werte im Referenzbereich auf und wurden als Clopidogrel-Low-Responder deklariert.

**Demographische und klinische Daten der Responder und Low-Responder.** In Tabelle 18 sind die demographischen und klinischen Daten der 1005 in die Studie eingeschlossenen Patienten getrennt nach Respondern und Low-Respondern aufgelistet.

Wie aus Tab. 18 zu ersehen ist, unterscheiden sich in der univariaten Analyse die Responder und Low-Responder hinsichtlich der Häufigkeit der Diagnosen „Akutes Koronarsyndrom" und „Diabetes" signifikant (Signifikanzniveau $p < 0,05$). Der Anteil an Rauchern ist bei den Low-Respondern signifikant höher. Bezüglich der Therapie mit oralen Antidiabetika, ACE-Hemmern und Diuretika bestehen ebenfalls signifikante Unterschiede zwischen den beiden Gruppen, nicht jedoch hinsichtlich der Einnahme von Protonen-Pumpen-Hemmern und Statinen.

In der multivariaten Regressionsanalyse wurden die Diagnosen „Akutes Koronarsyndrom" und „Diabetes", männliches Geschlecht und die Einnahme von Protonen-Pumpen-Hemmern sowie Diuretika als Prädiktoren für eine Clopidogrel-Low-Response gefunden (Tabelle 19).

Tab. 18: Demographische und klinische Daten der in die Studie eingeschlossenen Patienten (univariate Analyse)

| | Gesamt (n=1005) | Responder (n=887) | Low-Responder (n=118) | p-Wert |
|---|---|---|---|---|
| **Demographische Daten** | | | | |
| Männliches Geschlecht | 729 (72,5 %) | 635 (71,6 %) | 94 (80,0 %) | 0,08 |
| Durchschnittsalter | 66,9 | 67,3 | 65,0 | 0,07 |
| **Diagnosen/Eingriffe** | | | | |
| Akutes Koronarsyndrom | 566 (56,3 %) | 462 (52,1 %) | 104 (88,1 %) | < 0,0000001 |
| Frühere PCI | 201 (20,0 %) | 180 (20,3 %) | 21 (17,8 %) | 0,62 |
| Frühere Bypass-Operation | 134 (13,3 %) | 123 (13,9 %) | 11 (9,3 %) | 0,20 |
| Drug-eluting-Stent | 374 (37,2 %) | 336 (37,9 %) | 38 (32,2 %) | 0,27 |
| Diabetes | 288 (28,7 %) | 240 (27,1 %) | 48 (40,7 %) | 0,003 |
| Aktueller Nikotin-Konsum | 245 (24,4 %) | 206 (23,2 %) | 55 (46,6 %) | 0,0000003 |
| Niereninsuffizienz (Krea > 1,44 mg/dl) | 109 (10,8 %) | 94 (10,6 %) | 15 (12,7 %) | 0,53 |
| Herzinsuffizienz (EF < 30 %) | 43 (4,3 %) | 39 (4,4 %) | 4 (3,4 %) | 0,81 |
| **Medikamente bei Entlassung** | | | | |
| Orale Antidiabetika | 184 (18,3 %) | 151 (17,0 %) | 33 (28,0 %) | 0,005 |
| Insulin | 124 (12,3 %) | 104 (11,7 %) | 20 (16,9 %) | 0,13 |
| Beta-Blocker | 968 (96,3 %) | 851 (95,9 %) | 117 (99,1 %) | 0,11 |
| ACE-Hemmer | 801 (79,7 %) | 694 (78,2 %) | 107 (90,7 %) | 0,0095 |
| Calcium-Kanal-Antagonisten | 166 (16,5 %) | 149 (16,8 %) | 17 (14,4 %) | 0,60 |
| Diuretika | 609 (60,6 %) | 527 (59,4 %) | 82 (69,6 %) | 0,036 |
| Statine | 957 (95,2 %) | 844 (95,2 %) | 113 (95,8 %) | 1 |
| Protonen-Pumpen-Hemmer<br>- Pantoprazol<br>- Omeprazol<br>- Esomeprazol | 260 (25,9 %) | 223 (25,1 %)<br>203 (22,9 %)<br>10 (1,1 %)<br>10 (1,1 %) | 37 (31,4 %)<br>34 (28,8 %)<br>0<br>3 (2,5 %) | 0,15 |

Tab. 19: Risikoprädiktoren für eine Clopidogrel-Low-Response (multivariate Regressions-analyse)

| Variable | Alle Patienten (n=1005) | | |
|---|---|---|---|
| | Odds Ratio | 95% - Konfidenzintervall | p-Wert |
| Akutes Koronarsyndrom | 6,54 | 3,61 – 11,8 | 0,0001 |
| Diabetes mellitus | 2,07 | 1,34 – 3,20 | 0,01 |
| Diuretika | 1,93 | 1,21 – 3,09 | 0,006 |
| Männlich vs. Weiblich | 1,83 | 1,1 – 3,05 | 0,02 |
| Protonen-Pumpen-Hemmer | 1,64 | 1,04 – 2,60 | 0,03 |
| ACE-Hemmer | 1,93 | 0,98 – 3,81 | 0,06 |
| Aktueller Nikotinkonsum | 1,15 | 0,70 – 1,90 | 0,57 |
| Alter (pro Jahr) | 1,02 | 0,99 – 1,04 | 0,06 |

**ADP- und TRAP-Werte bei Patienten nach Stentimplantation unter Clopidogrel-Standard-Therapie.** Die Messungen nach Gabe der Loading-Dose bzw. unter 75 mg Clopidogrel ergaben für die Clopidogrel-Responder und -Low-Responder die in der Tabelle 20 dargestellten Werte für den ADP- und TRAP-Test.

Tab. 20: ADP- und TRAP-Werte der Clopidogrel-Responder und -Low-Responder

| | Responder n = 887 | | Low-Responder n = 118 | |
|---|---|---|---|---|
| | Männer | Frauen | Männer | Frauen |
| **ADP-Test** | | | | |
| Mittelwert [U] | 11,8 | 13,6 | 52,5 | 61,8 |
| Standardabweichung [U] | 6,6 | 8,6 | 19,0 | 10,3 |
| min. - max. Wert [U] | 1 - 31 | 1 - 44 | 36 - 151 | 50 - 87 |
| **TRAP-Test** | | | | |
| Mittelwert [U] | 62,9 | 71,7 | 97,7 | 104,8 |
| Standardabweichung [U] | 23,9 | 24,4 | 20,2 | 12,3 |
| min. - max. Wert [U] | 21 - 128 | 22 - 138 | 48 - 154 | 82 - 138 |

Vergleicht man die TRAP-Werte der Patienten nach Stentimplantation und Einnahme der Loading-dose (Tab. 20) mit denen der Blutspender (Tab. 12), ist ersichtlich, dass sie im Vergleich zum Referenzkollektiv signifikant (p < 0,001) niedriger sind.

## 4.18 ADP- und TRAP-Werte bei Clopidogrel-Respondern mit bzw. ohne ACS sowie mit bzw. ohne Diabetes mellitus

Um zu untersuchen, inwieweit sich die höhere Rate an Clopidogrel-Low-Respondern auch in höheren MEA-Werten bei den Clopidogrel-Respondern widerspiegelt, schlüsselten wir die ADP- und TRAP-Werte der 887 Responder nach den Diagnosen akutes Koronarsyndrom und Diabetes mellitus (DM) auf. Wie aus den in Tabelle 21 und 22 dargestellten Ergebnissen ersichtlich ist, sind bei den ACS-Patienten die ADP- und TRAP-Werte signifikant höher als bei den Patienten mit stabiler KHK. Bei Diabetikern zeigte sich ein solcher Zusammenhang nur bei den TRAP-Werten, nicht jedoch bei den ADP-Werten.

Tab. 21: ADP-Werte der Clopidogrel-Responder mit bzw. ohne ACS sowie mit bzw. ohne Diabetes mellitus

| ADP-Test | ACS | Stabile KHK | DM | Kein DM |
|---|---|---|---|---|
| n = | 462 | 425 | 240 | 647 |
| Mittelwert [U] | 15,9 | 11,1 | 12,8 | 12,2 |
| Standardabweichung [U] | 9,1 | 7,3 | 7,9 | 7,0 |
| min. - max. Wert [U] | 1-45 | 1-42 | 1-42 | 1-45 |
| p - Wert | < 0,001 | | 0,144 | |

Tab. 22: TRAP-Werte der Clopidogrel-Responder mit bzw. ohne ACS sowie mit bzw. ohne Diabetes mellitus

| TRAP-Test | ACS | Stabile KHK | DM | Kein DM |
|---|---|---|---|---|
| n = | 462 | 425 | 240 | 647 |
| Mittelwert [U] | 65,4 | 61,7 | 68,2 | 64,4 |
| Standardabweichung [U] | 24,2 | 22,9 | 25,0 | 24,1 |
| min. - max. Wert [U] | 21-138 | 21-136 | 21-137 | 21-138 |
| p - Wert | 0,016 | | 0,023 | |

## 4.19 Therapie und Monitoring bei Clopidogrel-Low-Respondern

Bei 111 der 118 Low-Responder wurde entsprechend den in Kap. 3.8 genannten Behandlungsalgorithmen die Therapie mit Thienopyridinen optimiert. Bei den restlichen 7 Patienten (4 Männer, 3 Frauen) war dies aus folgenden Gründen nicht möglich: zusätzliche Antikoagulation mit Cumarinen (1), gastrointestinale Blutungen (1), Tod vor Therapie-Umstellung (1) und Fortführung der Therapie in auswärtigen Krankeneinrichtungen (4).

**Ergebnisse des „Clopidogrel"-Behandlungsalgorithmus.** Bis zum 31.03.2009 durchliefen 99 (= 89,2 %; 78 Männer, 21 Frauen) der 111 Clopidogrel-Low-Responder, die eine MEA-gestützte Therapie-Optimierung erhielten, den „Clopidogrel"-Algorithmus (siehe Abb. 23). Bei 12 Patienten erfolgte ab 01.04.2009 zunächst eine Prasugrel-Gabe bei Clopidogrel-Low-Response. Zusätzlich erhielten 58 Patienten im Rahmen der unter Kap. 3.9 genannten Zusatzstudie Prasugrel, so dass der „Prasugrel"-Behandlungsalgorithmus 70 initiale Clopidogrel-Low-Responder umfasst.

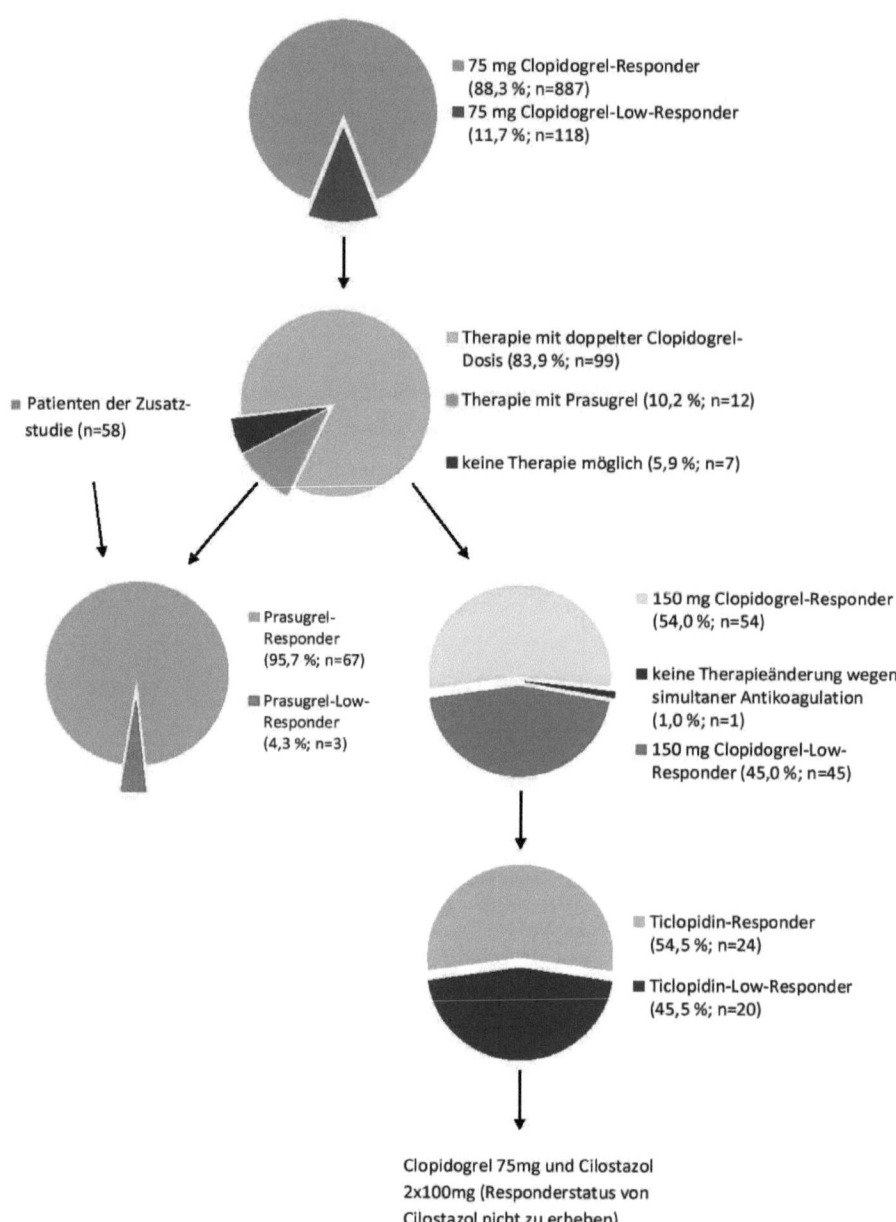

Abb. 23: Ergebnisse des „Clopidogrel"- bzw. „Prasugrel"-Behandlungsalgorithmus

54 Patienten (54,5 %; 41 Männer, 13 Frauen) wiesen nach Erhöhung der täglichen Clopidogrel-Dosis auf 150 mg ADP-Werte unterhalb des Referenzbereichs auf und wurden als Clopidogrel-Responder unter 150 mg eingestuft. 45 Patienten (45,5 %; 37 Männer, 8 Frauen) hatten auch nach Erhöhung der Clopidogrel-Dosis weiter ADP-Werte im Referenzbereich und waren somit auch unter 150 mg Clopidogrel Low-Responder. 44 von diesen 45 Patienten erhielten daraufhin anstatt Clopidogrel 2x 250 mg Ticlopidin. Bei einem Patienten wurde aufgrund einer zusätzlichen Marcumarisierung von einer weiteren Therapieoptimierung abgesehen. 24 Patienten (54,5 %; 18 Männer, 6 Frauen) erreichten unter Ticlopidin ADP-Werte unterhalb des Referenzbereichs (Ticlopidin-Responder). Die übrigen 20 Patienten (45,5 %; 18 Männer, 2 Frauen) blieben auch unter Ticlopidin bei der ADP-Messung weiter im Referenzbereich und waren somit auch Ticlopidin-Low-Responder. Im Folgenden erhielten diese Patienten für die angezeigte Dauer der dualen Thrombozytenaggregationshemmung entsprechend den Empfehlungen von Lee et al. (79) eine Triple-Therapie bestehend aus täglich 75 mg Clopidogrel, 100 – 300 mg ASS und 2 x 100 mg Cilostazol.


**Ergebnisse des „Prasugrel"-Behandlungsalgorithmus.** Ab 01.04.2009 wurde der „Prasugrel"-Algorithmus angewandt (siehe Abb. 23): 12 der insgesamt 111 Clopidogrel-Low-Responder (10,8 %, 12 Männer), deren Therapie optimiert werden sollte, erhielten nach Feststellung der unzureichenden Clopidogrel-Wirkung ein 60 mg Prasugrel-Loading und anschließend täglich 10 mg bzw. 5 mg als Erhaltungsdosis. 11 (91,7 %) Patienten hatten nach Therapieumstellung ADP-Werte unterhalb des Referenzbereichs und waren somit Prasugrel-Responder. Ein Patient blieb im ADP-Test weiter im Referenzbereich und war somit Prasugrel-Low-Responder. Da auch nach Umstellung auf 150 mg Clopidogrel pro Tag kein Responder-Status erreicht werden konnte, wurde er auf 2 x 250 mg Ticlopidin umgestellt. Unter dieser Therapie konnte eine ausreichende Thrombozytenaggregationshemmung im Sinne einer Ticlopidin-Response erzielt werden.


Die Abbildungen 24 und 25 geben eine Übersicht über die absolute Prävalenz der Thienopyridin-Low-Response auf den einzelnen Stufen der Behandlungsalgorithmen. In diese Darstellung gehen nur die Daten der Patienten ein, für die eine Therapieoptimierung durchgeführt werden konnte.

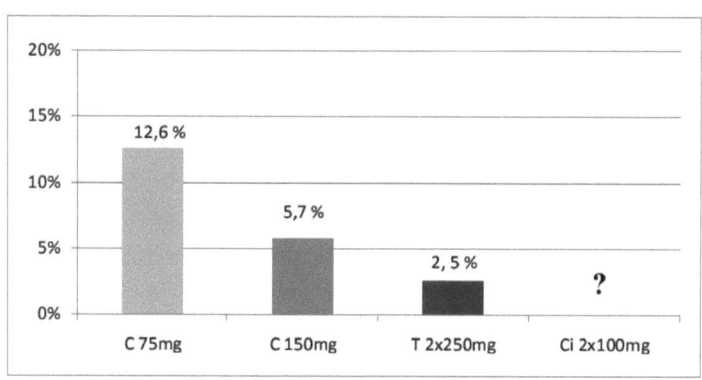

Abb. 24: Prävalenz der Low-Response auf Clopidogrel (C), Ticlopidin (T) oder Cilostazol (Ci) für den Zeitraum April 2008 bis März 2009, n = 785.

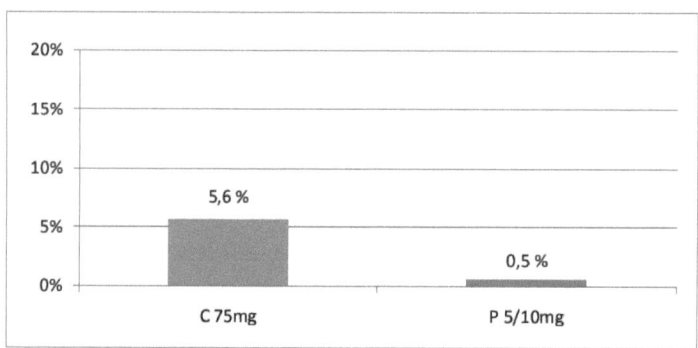

Abb. 25: Prävalenz der Low-Response auf Clopidogrel (C) oder Prasugrel (P) ab April 2009, n = 213.

**Zusatz-Studie.** Vom 1. Juli 2009 bis 14. Juni 2010 wurde weiter mittels MEA-Messungen nach Clopidogrel-Low-Respondern gefahndet. In dieser Zeit konnten insgesamt 53 Patienten, davon 86,8 % Männer, mit primär unzureichendem Ansprechen auf die Standard-Clopidogrel-Dosis in diese Zusatz-Studie aufgenommen werden. Außerdem wurden 5 Patienten, die bereits bei einem früheren Klinik-Aufenthalt als Clopidogrel-Low-Responder imponierten und deren Therapie nach dem „Clopidogrel"-Algorithmus optimiert worden war, auf Prasugrel umgestellt.

55 dieser 58 Patienten erreichten unter Prasugrel ADP-Werte unterhalb des Referenzbereichs und wurden als Prasugrel-Responder eingestuft. Sechzehn dieser Patienten erhielten gemäß der Fachin-

formation aufgrund ihres Alters (> 75 Jahre) oder Körpergewichts (< 60 kg) nur die reduzierte Dosis von 5 mg/d. Ein Patient entwickelte unter Prasugrel ein Arzneimittel-Exanthem, weshalb er auf Ticlopidin umgestellt wurde. Hierunter erreichte er Responder-typische MEA-Werte.

Ein weiterer Patient blieb unter 10 mg Prasugrel im ADP-Test weiter im Referenzbereich und wurde, abweichend von dem in Kap. 3.8 erwähnten Vorgehen, auf 20 mg Prasugrel pro Tag umgestellt. Hierunter konnten Responder-typische MEA-Werte erreicht werden.

Ein Patient, der auch vor der Markteinführung von Prasugrel nicht erfolgreich auf ein Thienopyridin umgestellt werden konnte und somit die Triple-Therapie aus ASS, Clopidogrel und Cilostazol erhalten hatte, erreichte auch unter Prasugrel keine zufriedenstellenden MEA-Werte. Folglich erhielt er weiterhin die Triple-Therapie.

**Abhängigkeit der Low-Responder-Rate vom Geschlecht.** In Tabelle 23 ist die Geschlechtsabhängigkeit der Low-Responder zusammengestellt. Aus den Daten ist ersichtlich, dass Männer häufiger Low-Responder sind als Frauen, wobei die Unterschiede nicht signifikant sind.

Tab. 23. Low-Responder-Rate in Abhängigkeit vom Geschlecht (in diese Auswertung gingen auch die Patienten der Zusatzstudie ein)

| Low-Responder-Rate unter: | Männer | Frauen | p-Wert |
|---|---|---|---|
| ▪ 75 mg Clopidogrel | 12,9 % (94 / 729) | 8,7 % (24 / 276) | 0,078 |
| ▪ 150 mg Clopidogrel | 47,4 % (37 / 78) | 38,1 % (8 / 21) | 0,472 |
| ▪ 2 x 250 mg Ticlopidin | 50,0 % (18 / 36) | 25,0 % (2 / 8) | 0,259 |
| ▪ 5-10 mg Prasugrel | 5,0 % (3 / 60) | 0 % (0 / 10) | 1 |

**ADP- und TRAP-Werte bei Patienten nach Stentimplantation unter Clopidogrel-Standard-Therapie und unter Therapie-Optimierung.** Die Therapie der Low-Responder anhand der in Kap. 3.8 genannten Behandlungsalgorithmen ergab bei den MEA-Messungen die in den Tabellen 24 bis 26 dargestellten Werte:

Tab. 24: ADP- und TRAP-Werte unter 150 mg Clopidogrel

|  | Clopidogrel 150 mg Responder | | Clopidogrel 150 mg Low-Responder | |
|---|---|---|---|---|
|  | Männer n = 41 | Frauen n = 13 | Männer n = 38 | Frauen n = 7 |
| **ADP-Test** | | | | |
| Mittelwert [U] | 25,1 | 29,0 | 62,3 | 65,1 |
| Standardabweichung [U] | 6,9 | 9,9 | 20,6 | 10,9 |
| min. - max. Wert [U] | 10 - 35 | 14 - 49 | 38 - 113 | 51 - 78 |
| **TRAP-Test** | | | | |
| Mittelwert [U] | 88,0 | 101,9 | 109,6 | 110,3 |
| Standardabweichung [U] | 20,8 | 28,3 | 17,3 | 12,7 |
| min. - max. Wert [U] | 52 - 126 | 64 - 166 | 77 - 151 | 89 - 113 |

Tab. 25: ADP- und TRAP-Werte unter 2 x 250 mg Ticlopidin

|  | Ticlopidin-Responder | | Ticlopidin-Low-Responder | |
|---|---|---|---|---|
|  | Männer n = 18 | Frauen n = 5 | Männer n = 18 | Frauen n = 2 |
| **ADP-Test** | | | | |
| Mittelwert [U] | 22,2 | 35,8 | 69,6 | 61 |
| Standardabweichung [U] | 7,0 | 7,5 | 24,0 | 4,2 |
| min. - max. Wert [U] | 10 - 33 | 25 - 43 | 40 - 114 | 58 - 64 |
| **TRAP-Test** | | | | |
| Mittelwert [U] | 98,1 | 112,6 | 117,9 | 122,5 |
| Standardabweichung [U] | 15,4 | 16,9 | 18,3 | 29,0 |
| min. - max. Wert [U] | 63 - 121 | 84 - 128 | 72 - 155 | 102 - 143 |

Tab. 26: ADP-Werte unter 5 bis 10 mg Prasugrel (in diese Auswertung gingen auch die Patienten der Zusatzstudie ein)

|  | Prasugrel-Responder | | Prasugrel-Low-Responder | |
| --- | --- | --- | --- | --- |
|  | Männer n = 57 | Frauen n = 10 | Männer n = 3 | Frauen n = 0 |
| **ADP-Test** | | | | |
| **Mittelwert [U]** | 18,1 | 16,1 | 51,3 | - |
| **Standardabweichung [U]** | 7,8 | 9,1 | 9,5 | - |
| **min. - max. Wert [U]** | 2 - 34 | 5 - 29 | 42 - 61 | - |
| **TRAP-Test** | | | | |
| **Mittelwert [U]** | 88,9 | 85,9 | 103,7 | - |
| **Standardabweichung [U]** | 21,8 | 21,3 | 6,0 | - |
| **min. - max. Wert [U]** | 33 - 137 | 49 - 114 | 98 - 110 | - |

Wie Tab. 27 und 28 zeigen, sind die ADP- und auch die TRAP-Werte der Low-Responder auch nach erfolgreicher Therapieumstellung signifikant höher (Signifikanzniveau $p < 0,001$) als die der primären Clopidogrel-Responder, für Clopidogrel 150 mg/d oder Ticlopidin 2 x 250 mg/d, nicht jedoch die ADP-Werte bei Prasugrel 5 bzw. 10 mg/d.

Tab. 27: ADP-Werte der Low-Responder-Gruppen nach erfolgreicher Therapieumstellung im Vergleich zum ADP-Wert der primären Clopidogrel-Responder.

|  | ADP-Mittelwerte [U] der Responder unter Clopidogrel 75 mg Gruppe A | ADP-Mittelwerte [U] der Therapie-optimierten Low-Responder unter | | |
| --- | --- | --- | --- | --- |
|  |  | Clopidogrel 150 mg Gruppe B | Ticlopidin 2 x 250 mg Gruppe C | Prasugrel 5 bzw. 10 mg Gruppe D* |
| **Männer** | 11,8 | 25,1 | 22,2 | 18,1 |
| Signifikanzniveau im Vergleich zu Gruppe A |  | $p < 0,001$ | $p < 0,001$ | $p < 0,001$ |
| **Frauen** | 13,6 | 29,0 | 35,8 | 16,1 |
| Signifikanzniveau im Vergleich zu Gruppe A |  | $p < 0,001$ | $p < 0,001$ | $p = 0,35$ |

* ergänzt um die Patienten der Zusatzstudie

Tab. 28: TRAP-Werte der Low-Responder-Gruppen nach erfolgreicher Therapieumstellung im Vergleich zum ADP-Wert der primären Clopidogrel-Responder.

|  | TRAP-Mittelwerte [U] der Responder unter Clopidogrel 75 mg Gruppe A | TRAP-Mittelwerte [U] der Therapie-optimierten Low-Responder unter | | |
| --- | --- | --- | --- | --- |
|  |  | Clopidogrel 150 mg Gruppe B | Ticlopidin 2 x 250 mg Gruppe C | Prasugrel 5 bzw. 10 mg Gruppe D* |
| **Männer** | 62,9 | 88,0 | 98,1 | 88,9 |
| Signifikanzniveau im Vergleich zu Gruppe A |  | p < 0,001 | p < 0,001 | p < 0,001 |
| **Frauen** | 71,7 | 101,9 | 112,6 | 85,9 |
| Signifikanzniveau im Vergleich zu Gruppe A |  | p < 0,001 | p < 0,001 | p = 0,068 |

* ergänzt um die Patienten der Zusatzstudie

## 4.20 Verlaufskontrolle der Patienten mit ausreichendem und unzureichendem Ansprechen auf Thienopyridine

Mit Hilfe des Klinik-Informations-Systems „ORBIS" wurde wie in Kap. 3.10 beschrieben die MACCE-Rate von 886 der 887 Clopidogrel-Respondern bestimmt. Die mittlere Follow-Up-Zeit dieser Untersuchung betrug 273 Tage (min. 28, max. 611). Ein Patient musste ausgeschlossen werden, da er nachweislich seine plättchenhemmende Medikation nicht einnahm. Mindestens 16 Patienten (= 1,8 %) erlitten bei den Clopidogrel-Respondern ein Major Adverse Cardiac and Cerebrovascular Event, im Mittel nach 63 Tagen (min. 1, max. 329). Da nur die Patienten erfasst wurden, die wegen des MACCE im Klinikum Augsburg behandelt wurden, ist die tatsächliche MACCE-Rate vermutlich etwas höher. Die kardiovaskulären Ereignisse sind in Tabelle 29 zusammengestellt.

Tab. 29: Zusammenstellung der Major Adverse Cardiac and Cerebrovascular Events bei den Clopidogrel-Respondern

| Art des MACCE | Anzahl Patienten |
|---|---|
| Tod aufgrund kardialer Ursache | 9 |
| Nicht-fataler Myokard-Infarkt | 6 mit NSTEMI, davon 1 mit gesicherter Stentthrombose (1. Tag postinterventionell) |
| Nicht-fataler Schlaganfall | 1 (ischämisch) |

Die MACCE-Rate von 110 der 111 in die Studie aufgenommenen Clopidogrel-Low-Responder wurde mittels telefonischer Befragung der Patienten bzw. der Hausärzte bestimmt. Dies erfolgte mittels eines standardisierten Fragebogens (siehe Anhang 1). Ein Low-Responder, der zusätzlich an einer psychischen Erkrankung litt, musste für die Follow-up-Studie wegen Medikamenten-Incompliance ausgeschlossen werden. 4 Patienten (= 3,6 %) hatten während der Einnahme der dualen plättchenhemmenden Therapie ein MACCE, das sich im Durchschnitt nach 104 Tagen (min. 14, max. 229) ereignete.

Die durchschnittliche Follow-up-Zeit betrug 265 Tage (min. 28, max. 550). Der Beobachtungszeitraum war deshalb relativ lang, da ein erheblicher Teil der weiterbehandelnden Ärzte die duale plättchenhemmende Therapie über den üblichen Zeitraum hinaus fortführten.

Tabelle 30 zeigt die kardiovaskulären Ereignisse der Clopidogrel-Low-Responder.

Tab. 30: Zusammenstellung der MACCE (n = 4) der Clopidogrel-Low-Responder (n= 110). C 150 = Clopidogrel 150 mg; T 2x250 = Ticlopidin 2 x 250 mg

| Art des MACCE | Thienopyridin | Initial ACS | PPI - Einnahme | Zeitpunkt des MACCE nach PCI (Tage) | Stentthrombose gemäß den ARC Kriterien |
|---|---|---|---|---|---|
| Plötzlicher Herztod | C 150 | ja | ja | 15 | wahrscheinlich |
| Plötzlicher Herztod | C 150 | ja | ja | 120 | möglich |
| Fatale intrazerebrale Massenblutung | C 150 | ja | ja | 16 | nein |
| NSTEMI | T 2x250 | ja | ja | 115 | nein |

Bei den beiden Patienten mit plötzlichem Herztod handelt sich einmal um eine 85-jährige Diabetikerin, die bei einem ST-Hebungsinfarkt der Hinterwand mit einem BMS versorgt wurde. Weiter zeigte sich bei ihr eine ausgeprägte koronare 3-Gefäß-Erkrankung mit einer schlechten linksventrikulären Pumpfunktion (EF = 35 %). Der zweite Patient war ein 65-jähriger Mann mit einer EF von 30 % aufgrund eines großen Vorderwandaneurysmas. Er präsentierte sich anfangs mit einem Nicht-ST-Hebungsinfarkt und unterzog sich einer PCI zweier subtotaler Stenosen der rechten Koronararterie. Im weiteren Verlauf lehnte er die Implantation eines Defibrillators ab. Der Patient mit der fatalen intrazerebralen Massenblutung war ein 79-jähriger Mann, der neben der optimierten dualen Plättchenhemmung unter gleichzeitiger Marcumar-Therapie stand. Er verstarb 16 Tage nach Stentimplantation (zwei Wochen vor dem Ende der für einen Monat angesetzten Thienopyridin-Therapie). Das vierte MACCE-Ereignis hatte eine 51-jährige Frau, die 115 Tage nach BMS-Implantation einen NSTEMI erlitt, der nicht mit dem ehemaligen Stent-Gefäß zusammenhing.

Abgesehen von dem Patienten mit der intrazerebralen Massenblutung kam es bei keinem der 110 Therapie-optimierten Low-Respondern zu Blutungskomplikationen.

Die spezifische MACCE-Rate (Tod, Zielgefäß assoziierter nicht-fataler Myokardinfarkt, größere Blutung) betrug somit bei den Clopidogrel-Low-Respondern 2,7 % (3/110).

Hinsichtlich der MACCE-Rate besteht kein signifikanter Unterschied zwischen Clopidogrel-Respondern und Low-Respondern mit optimierter Therapie (p = 0,171; einseitige Fragestellung).

Wenn die Follow-up-Untersuchung der Low-Responder analog zu den Respondern ausschließlich mit Hilfe des Klinik-Informationssystems „ORBIS" durchgeführt worden wäre, hätte die MACCE-Rate ebenfalls 1,86 % betragen (2 Ereignisse: 2 x Tod), da zwei kardiovaskuläre Ereignisse (1 x Tod, 1x NSTEMI) nur durch die telefonische Nachfrage eruierbar waren. Die MACCE-Rate der Therapie-optimierten Clopidogrel-Low-Responder würde dann exakt der MACCE-Rate der primären Clopidogrel-Responder entsprechen.

Wir überprüften, ob die MEA-Werte der Low-Responder, die während der Nachbeobachtungsphase trotz Therapie-Optimierung ein kardiales Ereignis erlitten, sich von denen der Low-Responder ohne MACCE unterschieden. Wie die Ergebnisse in Tab. 31 zeigen, besteht hinsichtlich des ADP-Wertes kein Unterschied. Allerdings haben die MACCE-Patienten deutlich, aber nicht signifikant höhere TRAP-Werte.

Tab. 31: MEA-Werte der Low-Responder mit und ohne MACCE unter optimierter plättchenhemmender Therapie

|  |  | Low-Responder | | p |
|---|---|---|---|---|
|  |  | mit MACCE | ohne MACCE |  |
| ADP-Test | Mittelwert [U] | 25,5 | 26,0 | 0,98 |
|  | Standardabweichung [U] | 7,3 | 9,5 |  |
| TRAP-Test | Mittelwert [U] | 111,3 | 94,1 | 0,35 |
|  | Standardabweichung [U] | 31,3 | 20,0 |  |

Weiterhin untersuchten wir, ob es bei den Low-Respondern eine Häufung der kardialen Ereignisse in einer der vier Therapiegruppen gab (siehe Tab. 32).

Tab. 32: MACCE-Rate der Low-Responder in Abhängigkeit von der Therapiegruppe

|  | 150 mg Clopidogrel | Ticlopidin | Cilostazol | Prasugrel |
|---|---|---|---|---|
| MACCE-Rate | 5,5 % ( 3 / 55 ) | 4 % ( 1 / 25 ) | 0 % ( 0 / 20 ) | 0 % ( 0 / 11 ) |
|  | Signifikanzniveau: p = 1 | | | |
|  |  | Signifikanzniveau: p = 1 | | |

Die Ergebnisse zeigen, dass bezüglich der MACCE-Rate sowohl zwischen der 150mg-Clopidogrel- und der Ticlopidin-Gruppe wie auch zwischen der Ticlopidin- und der Cilostazol-Gruppe keine signifikanten Unterschiede bestehen (p = 1).

# 5. Diskussion

## 5.1 Allgemeines

Neben der Bypass-Chirurgie hat die perkutane Koronarintervention den größten Stellenwert bei der Behandlung von Patienten mit akutem Koronarsyndrom und stabiler koronarer Herzkrankheit (KHK), von der in Deutschland ca. 3 - 4 % der Bevölkerung betroffen sind (106). Durch die stetige Weiterentwicklung der Stent-Technologie ist bei diesen Patienten die PCI die Therapie der Wahl mit Ausnahme der koronaren 3-Gefäß-Erkrankung, bei der zur Bypass-Operation geraten wird (15). In Deutschland werden pro Jahr ca. 250.000 Koronarstents implantiert (15). Trotz der in den Leitlinien der Deutschen Gesellschaft für Kardiologie (15) vorgeschriebenen dualen Plättchenhemmung mit ASS und Clopidogrel kommt es bei 1 - 2 % der Patienten im ersten Jahr nach der Stentimplantation zur Stentthrombose. Bei Bare Metal Stents tritt dieses schwerwiegende Ereignis vorwiegend in den ersten Tagen nach PCI ein, bei Drug Eluting Stents besteht das Risiko auch noch später (134). Bis zu 25% der Stentthrombosen können zum Tod führen (9,30,34,140). Als eine der Ursachen für diese Komplikation wird vorwiegend die bei einzelnen Patienten unzureichende Wirkung von Clopidogrel genannt (19,48,86,88,123). Trotz dieser Datenlage wird die individuelle Messung einer Clopidogrel-Wirkung in Frage gestellt, vorwiegend aufgrund von Vorbehalten bezüglich methodischer Mängel, unzureichender Standardisierung, zu ungenau bestimmten Referenzbereichen und der Unsicherheit, wie aus dem Messergebnis eine optimierte Therapie abgeleitet werden kann (14,27,99). Wenn jedoch besser standardisierte Methoden, verlässlichere Referenzbereiche und die Ergebnisse randomisierter Studien zum klinischen Benefit einer individuell optimierten Plättchenhemmung vorliegen, wird die Bestimmung der Clopidogrel-Wirkung höchstwahrscheinlich zu einer optimalen Patientenversorgung gehören. Darum und nicht zuletzt aufgrund der hohen Anzahl an Stentimplantationen ist es daher dringend notwendig, das individuelle Ansprechen auf die Clopidogrel-Therapie zu überprüfen und ggf. die plättchenhemmende Therapie zu optimieren.

Da Koronarstents nicht nur in großen Krankenhäusern, sondern oftmals auch in kleineren Kliniken implantiert werden, ist es erforderlich, dass die Methode zum Therapiemonitoring unkompliziert und kostengünstig ist. Somit scheidet der Goldstandard des Thienopyridin-Monitorings, die Lichttransmissions-Aggregometrie, aus.

Die Mehrfach-Elektroden-Aggregometrie mit dem Multiplate®-System ist aufgrund der schnellen und einfachen Durchführung und der vergleichsweise günstigen Kosten eine vielversprechende Methode zur Routine-Messung der Clopidogrel-Wirkung. Erste große Untersuchungen zeigten, dass die MEA offensichtlich geeignet ist, Clopidogrel-Low-Responder zu erkennen (123).

Noch nicht untersucht ist jedoch, ob dieses System für den Routinebetrieb eines großen Klinikums tauglich ist, welche präanalytischen Voraussetzungen erfüllt sein müssen und wann der optimale Messzeitpunkt nach der PCI ist. Ebenso sind bisher keine Studien über eine MEA-gestützte Therapie-Optimierung von Clopidogrel-Low-Respondern bekannt.

## 5.2 Einflussfaktoren der MEA-Messungen

**Präanalytische Einflussfaktoren.** Das Multiplate®-System wurde primär als Point-of-care-Methode entwickelt und wird derzeit vor allem eingesetzt, um bei Patienten mit perioperativen Gerinnungsstörungen die Thrombozytenfunktion schnell und patientennah beurteilen zu können (50). Der Einsatz dieses Geräts im Zentrallabor eines Klinikums ist eher die Ausnahme, ermöglicht aber die Nutzung des Mess-Systems durch verschiedene Anforderer, z.B. Kardiologen, Herzchirurgen, Anästhesisten, Neurologen oder Neurochirurgen, und sichert eine gleichbleibende Qualität, da die Messungen von dafür ausgebildetem Personal durchgeführt werden.

Wenn MEA-Messungen an einer zentralen Stelle erfolgen, muss geklärt sein, inwieweit präanalytische Faktoren, wie variierende Abnahme- und Transportbedingungen, Verzögerungen bei der Durchführung der Messungen u.ä., die Ergebnisse beeinflussen können. Bislang liegen dazu fast keine Untersuchungen vor (66).

Für Messungen der Thrombozytenfunktion wird gefordert (77), die Vene für die Blutentnahme nicht oder nur kurz zu stauen und eine möglichst weitlumige Kanüle zu verwenden, um Scherstress, der zu einer Aktivierung der Thrombozyten führt, zu vermeiden. Dies ist im klinischen Alltag nur schwer sicherzustellen, da das Personal in Bezug auf die Blutentnahme unterschiedlich geübt ist. Aus diesem Grund wurde überprüft, ob ein Unterschied zwischen den Ergebnissen der MEA-Messungen bei Blutentnahmen unter Ideal- und unter Routinebedingungen besteht. Wir fanden keinen signifikanten Unterschied ($p < 0,35$ für den ADP-Test, $p < 0,23$ für den TRAP-Test) zwischen der Abnahmetechnik, bei der Scherstress weitgehend vermieden wird und einer Blutentnahme mit langer, starker Stauung und kleinlumiger Kanüle, wie sie im klinischen Alltag eher üblich ist. Voraussetzung ist, dass die Blutprobe vor der Messung mindestens 30 min erschütterungsfrei liegt. Es ist anzunehmen, dass während dieser Zeit eine Deaktivierung bzw. Rekonstitution der Thrombozyten erfolgt.

Bei der Verwendung von Citrat-Blut für Gerinnungsanalysen ist es erforderlich, das Abnahme-Röhrchen vollständig zu füllen, da ein inkorrektes Mischungsverhältnis von Citrat zu Blut die Ergebnisse beeinträchtigt. Aus diesem Grund wurde geprüft, ob ein ähnlicher Einfluss auf die MEA-Messungen bei Verwendung von Hirudin-Röhrchen nachzuweisen ist, bei denen das Antikoagulanz auf kleine Polystyrokugeln aufgebracht ist. Sowohl im ADP- als auch im TRAP-Test waren die Messwerte bei den nur etwa zur Hälfte gefüllten Röhrchen signifikant niedriger ($p < 0,005$) als bei vollständig gefüllten Abnahmeröhrchen. Offensichtlich ist auch für Hirudin-Röhrchen eine vollständige Füllung erforderlich, um valide Mess-Ergebnisse zu erhalten.

Laut Hersteller-Angaben soll die MEA-Messung erst nach einer 30-minütigen Wartezeit nach der Blutentnahme durchgeführt werden. Während dieser Zeit soll die Probe bei Raumtemperatur gelagert werden. Seitens des Herstellers wurde jedoch keine Aussage gemacht, ob die Probe während der Wartezeit ruhig liegen muss oder aber transportiert bzw. durchmischt werden darf. Um dies abzuklären, verglichen wir MEA-Messungen aus Röhrchen, die vor der Messung 30 min auf einem Rollenmischer lagen bzw. umhergetragen und gelegentlich durchmischt wurden, mit den Werten von Röhrchen, die vor der Messung mindestens 30 min möglichst erschütterungsfrei gelagert wurden. Es zeigte sich, dass die Mess-Ergebnisse aus Röhrchen, die 30 min ruhten, signifikant höher sind, als die von regelmäßig durchmischten Röhrchen, wobei zwischen permanenter und gelegentlicher Durchmischung kein Unterschied festzustellen ist. Auch Jambor (66) fand bei ihren Untersuchungen zu den pränalaytischen Bedingungen des Multiplate®-Systems, dass die Mess-Ergebnisse des ADP-Tests unmittelbar nach Blutentnahme signifikant niedriger ($p < 0,05$) sind als nach 30 min Ruhezeit. Um valide Werte zu erhalten, müssen die Hirudin-Röhrchen daher vor der Messung mindestens 30 Minuten bei Zimmertemperatur erschütterungsfrei liegen, ehe die MEA-Messung durchgeführt werden darf. Offensichtlich sind die Thrombozyten, wie bereits von Budde (18) beschrieben, zumindest in den ersten 30 min nach Blutentnahme refraktär und erholen sich in dieser Zeit nur bei Ruhelagerung.

Auch der Versand der Hirudin-Röhrchen mit einer Rohrpostanlage mit Auslaufbremse ist problemlos, wenn das Abnahmeröhrchen nach dem Versand 30 min erschütterungsfrei gelagert wird.

Da laut Herstellerangaben die MEA-Messung innerhalb von 180 min nach Blutentnahme durchgeführt werden soll, wurde untersucht, wie stark die ADP- und TRAP-Messungen einer Zeitabhängigkeit unterliegen. Toth et al. (139) berichten über keine Änderung der MEA-Ergebnisse über einen Zeitraum von 30 bis 240 Minuten bei Verwendung von Citrat- und Hirudin-Blut. Seyfert et al. (121) hatten bei ihren Untersuchungen mit Citratblut sogar bis zu fünf Stunden nach Blutentnahme stabile Werte für die MEA-Messungen. Allerdings ist das verwendete Citrat-Blut für das Monitoring von

Thienopyridinen mittels Impedanzaggregometrie ungeeignet (139). Unsere Ergebnisse zeigen eine kontinuierliche Abnahme der AUC-Werte sowohl des ADP- als auch des TRAP-Tests, wobei die ADP-Werte nach ca. 180 min deutlich schneller absinken als die TRAP-Werte.

Die unterschiedliche Stabilität der Messgrößen bedeutet, dass bei zu später Messung (> 240 min) ein dadurch bedingter falsch-niedriger ADP-Wert bei einem noch relativ hohen TRAP-Wert eine Thienopyridin-Wirkung vortäuschen kann, so dass ein nicht adäquates Ansprechen (= Low-Responder-Status) nicht erkannt wird. Folglich ist ein zuverlässiges Monitoring dieser Thrombozytenaggregationshemmer nur dann möglich, wenn die MEA-Messung möglichst umgehend nach der 30-minütigen Ruhelagerung und spätestens - wie vom Hersteller angegeben - innerhalb von 180 min nach Blutentnahme erfolgt.

Erfolgt die Messung gegen Ende dieses Zeitfensters, ist bei ADP-Werten im Grenzbereich eine Kontrolle nach erneuter Blutentnahme indiziert.

Die zeitliche Limitierung der ADP-Messung bedeutet, dass das Monitoring in der Einrichtung durchgeführt werden muss, in der die Stentimplantation erfolgt, und ein Versand des Untersuchungsmaterials über längere Strecken nicht möglich ist.

**Abhängigkeit von Thrombozytenzahl und Hämatokrit.** In einer Korrelationsanalyse wurde untersucht, ob die bei Blutspendern gemessenen ADP- und TRAP-Werte vom Thrombozyten- und Hämatokrit-Wert abhängig sind. Während Toth et al. (139) keinen Zusammenhang zwischen MEA-Werten und Thrombozytenzahl feststellten, fanden wir, dass die Höhe der Plättchenzahl die ADP- und TRAP-Werte gering, aber nachweislich beeinflusst (Korrelationskoeffizienten r = 0,462 bzw. 0,353). Diese Beobachtung wird bezüglich des ADP-Tests von Seyfert (121) bestätigt. Auch zwischen Hämatokrit und MEA-Werten besteht eine signifikante lineare Beziehung, die erwartungsgemäß negativ und auch nur sehr schwach ist (Korrelationskoeffizienten: – 0,284 bzw. – 0,264). Die festgestellten Abhängigkeiten gelten jedoch nur, wenn die Thrombozyten- und Hk-Werte im Normbereich liegen.

Thrombozytenfunktionstests sind in der Regel bei Thrombopenie und ausgeprägter Anämie nicht mehr verlässlich (72,82,112), da die MEA-Werte die Interaktionen zwischen Thrombozyten, Erythrozyten und Leukozyten widerspiegeln (50). Wir stellten fest, dass MEA-Messungen bei Anämie (Hk < 0,30 l/l) und/oder niedrigen Thrombozytenzahlen (< 100 /nl) sehr häufig erniedrigte Werte oder Responder-typische Konstellationen ergeben. Bei Patienten mit grenzwertigen Hk- und Thrombozytenwerten ist die Mitbewertung des TRAP-Wertes von großer Bedeutung, da sonst ein niedriger ADP-Wert als Responder-Status fehlinterpretiert wird. Wie unsere Ergebnisse zeigen, ist bei Patienten mit TRAP-Werten unter 20 U oder einem TRAP/ADP-Verhältnis < 3 eine zuverlässige Beurteilung der Wirksamkeit einer Thienopyridin-Therapie nicht möglich.

## 5.3 Verlässlichkeit der MEA-Messungen im klinischen Routinebetrieb

**Präzision der MEA-Messungen.** Messungen der Thrombozytenfunktion sind aufgrund der leichten Aktivierbarkeit und Labilität der untersuchten Zellart im Vergleich zu anderen Laboruntersuchungen störanfällig, schwer standardisierbar und durch eine hohe Impräzision charakterisiert (18,47,64,72,121).

Wir fanden für die Präzision in Serie in Abhängigkeit vom Messkanal beim ADP-Test Variationskoeffizienten (Vk) zwischen 9,2 und 16,4 % und beim TRAP-Test Werte zwischen 3,3 und 7,8 %. Bei Berücksichtigung aller Messkanäle betrug der Vk für den ADP-Test 12,1 % und den TRAP-Test 7,2 %. Von Toth (139) werden für die Intra-assay-Variabilität der MEA-Messungen Variationskoeffizienten von 6 ± 3 % angegeben, wobei jedoch nicht zwischen den verschiedenen Tests differenziert wird und die genauen Zeitpunkte der Messungen nicht angegeben werden. Seyfert (121) fand für den ADP-Test Vk-Werte zwischen 3,8 und 19,2 (Median 14,1), Sibbing (122) zwischen 8,4 und 14,9 %. Ähnliche Vk-Werte wurden von ihm für die Lichttransmissionsaggregometrie angegeben. Breugelmans et al. (17) ermittelten beim ADP-Wert mit Heparin-Blut für die Präzision in Serie bei 10 Messungen im Abstand von 30 min einen Variationskoeffizienten von 9 %.

Der relativ hohe Vk beim ADP-Test bei unserer Testreihe ist dadurch bedingt, dass die Werte, die 45 bis 75 min nach Blutentnahme gemessen wurden, im Mittel deutlich höher lagen als die 30 min- und 90 min-Werte (siehe Tab. 2). Möglicherweise werden durch die Blutentnahme die Thrombozyten aktiviert und ihre Speichergranula teilweise entleert. Dafür spricht auch unsere Beobachtung, dass die Blutproben vor der Messung 30 min ruhig liegen müssen, da sonst zu niedrige Werte gemessen werden. Nach 45 min ist die Rekonstitution der intrazellulären Speicher wieder weitgehend abgeschlossen, so dass die Plättchen zu diesem Zeitpunkt maximale Aggregationsfähigkeit zeigen, bevor es erneut – diesmal infolge der Plättchenalterung – zu einem anfangs langsamen, später verstärkten Absinken der Aggregationsfähigkeit kommt (siehe Kap. 4.8). Beim TRAP-Test wurde dieses Phänomen nicht beobachtet.

Um die Thienopyridinwirkung zu kontrollieren, wäre daher der ideale Zeitpunkt für die ADP-Messung 45 - 60 min nach der Blutentnahme, da zu diesem Zeitpunkt die Thrombozyten offensichtlich ihre höchste Aggregationsfähigkeit zeigen. Eine analoge Empfehlung zum optimalen Messzeitpunkt wird von Budde (18) für die optische Aggregometrie gegeben. Im klinischen Alltag ist eine derartig exakte Terminierung der Messung jedoch nicht realisierbar.

Für die Präzision von Tag zu Tag wurden beim ADP-Test Vk-Werte zwischen 11,6 % und 23,0 % gemessen, beim TRAP-Test lagen diese zwischen 9,3 % und 14,0 %. Da aus Stabilitätsgründen kein Kontrollmaterial für die MEA-Messungen zur Verfügung steht, musste die Inter-assay-Variabilität-Serie mit Blut von Probanden bestimmt werden, die sich über einen Zeitraum von 18 Monaten immer wieder zur Blutentnahme zur Verfügung stellten. Daher geht in die Auswertung auch die intraindividuelle Variabilität ein, was eine Mitursache der hohen Vk-Werte ist. In einer analog durchgeführten Untersuchung (139) wurden für die Präzision in Serie beim ADP-Test ebenfalls Vk-Werte zwischen 11 und 18 % gefunden. Bei Seyfert (121) lagen die Vk-Werte der intraindividuellen Variabilität bei 6 Testpersonen und Messungen an 5 konsekutiven Tagen für den ADP-Test zwischen 3,7 und 19,1 (Median 13,7).

Wegen der relativ hohen Impräzision der MEA-Messungen sollten deshalb grenzwertige Ergebnisse auch im Hinblick auf die therapeutischen Konsequenzen mit neu abgenommenem Material überprüft werden.

**Reproduzierbarkeit von Mehrfachmessungen.** Wie oben ausgeführt werden die MEA-Ergebnisse stark von präanalytischen Faktoren, wie Ruhelagerung oder Zeitpunkt der Messung nach Blutentnahme, aber auch durch die methodisch bedingte Impräzision des Messverfahrens beeinflusst. Weitere mögliche Einflussfaktoren sind die Compliance des Patienten und der Zeitpunkt der Clopidogrel-Einnahme. Es erschien daher sinnvoll zu überprüfen, wie gut die Reproduzierbarkeit der Ergebnisse ist, wenn Blutentnahme, Transport und MEA-Messungen im klinischen Routinebetrieb erfolgen.

Die Untersuchungen zeigten, dass bei ca. 94 % der Patienten, die bei der Erstmessung als Clopidogrel-Responder beurteilt wurden, bei der Kontrolluntersuchung in den folgenden Tagen das Ergebnis bestätigt werden konnte. Bei ca. 6 % ergab die Zweitmessung ein nicht-eindeutiges Ergebnis. Nur bei einem von 291 Patienten (= 0,3 %) wurde bei der Kontrolle abweichend vom Erstbefund ein Low-Responder-Status diagnostiziert, wobei dies auch durch eine fehlende Compliance bedingt sein könnte.

Weiterhin verglichen wir bei 17 Patienten die ADP- und TRAP-Werte, die in den ersten vier Tagen nach PCI gemessen wurden, mit den Ergebnissen, die im Mittel sieben Monate später unter Dauertherapie mit 75 mg Clopidogrel/d bestimmt wurden. Es ergab sich für beide Messgrößen eine gute Korrelation (r = 0,790 bzw. 0,734), was dafür spricht, dass die Werte auch über einen längeren Zeitraum weitgehend konstant bleiben.

Ähnliche Ergebnisse wurden auch bei 33 Patienten gefunden, bei denen zu einem späteren Zeitpunkt eine erneute Stentimplantation mit Verabreichung der Loading-dose durchgeführt wurde. Bei allen Patienten ergab sich in beiden Fällen ein eindeutiger Responder-Status, wobei die individuellen Werte gut übereinstimmten.

## 5.4 Festlegung des Cut-off-Wertes

In der Arbeit von Sibbing et al. (123) wurden die Low-Responder dadurch definiert, dass ihre ADP-Werte in der oberen Quintile aller ADP-Messwerte lagen. Dieses Vorgehen ist bei retrospektiven Untersuchungen möglich, da der Cut-off-Wert dann festgelegt wird, wenn alle Patienten erfasst und ihre ADP-Werte gemessen sind. Sibbing ermittelte dabei einen geschlechtsunabhängigen Cut-off-Wert für den ADP-Test von 416 AU*min, was 42 U entspricht. Bei der vorliegenden Arbeit handelt es sich jedoch um eine Interventionsstudie, bei der die Therapie geändert wird, sobald der Cut-off-Wert überschritten ist. Aus diesem Grund muss der ADP-Wert, ab dem ein Low-Responder-Status angenommen wird, im Voraus festgelegt werden.

Wir ermittelten daher die Referenzbereiche für die ADP- und TRAP-Bestimmung mit Hilfe von je 75 männlichen und weiblichen Blutspendern und gesunden Labormitarbeitern, bei denen die Einnahme Thrombozytenfunktions-hemmender Medikamente anamnestisch ausgeschlossen wurde. Dabei fanden wir unterschiedliche Ergebnisse für Männer (ADP-Test 35 - 114 U, TRAP-Test 68 - 134 U) und Frauen (ADP-Test 50 - 132 U, TRAP-Test 79 - 151 U). Seyfert (121) stellte ebenfalls höhere ADP-Werte bei Frauen fest, allerdings ist der Unterschied deutlich geringer ausgeprägt als bei uns.

Die Ursache für diese geschlechtsbedingten Unterschiede könnte zum einen der niedrigere Hämatokrit der Frauen sein, der wie oben gezeigt einen geringen negativen Einfluss auf die MEA-Messungen hat. In erster Linie dürfte jedoch die höhere Thrombozytenaggregations-Fähigkeit bei

Frauen hormonell bedingt sein, wie Haque et al. (57) vermuteten, die mit der Licht-Transmissionsaggregometrie ebenfalls deutliche Geschlechtsunterschiede feststellten.

Vom Hersteller des Multiplate®-Systems werden geschlechtsunabhängig folgende Referenzbereiche angegeben: ADP-Test 53 - 122 U, TRAP-Test 94 - 156. Allerdings wurden dabei nicht wie bei uns r-Hirudin-Röhrchen von Sarstedt, sondern firmeneigene Hirudin-Röhrchen verwendet. Der Grund dafür, dass die von Dynabite angegebenen Referenzwerte insgesamt etwas höher liegen als die von uns ermittelten, sind vermutlich die verschiedenen Kunststoffe der Abnahmeröhrchen. Die von Dynabite vertriebenen Röhrchen sind aus dem sehr hämokompatiblen Polypropylen, das einen schwächeren Einfluss auf die Thrombozyten zu haben scheint als die aus dem Kunststoff PET gefertigten und mit Kunststoffkügelchen gefüllten r-Hirudin-Röhrchen der Fa. Sarstedt (21). Calatzis und Spannagl fanden mit den Sarstedt-Röhrchen geschlechtsunabhängig bei 66 Blutspendern für den ADP-Test Werte von 47 - 108 U, für den TRAP-Test 83 - 141 U (21).

Da der Cut-off-Wert für die Trennung zwischen Low-Respondern und Respondern durch die untere Grenze des ADP-Referenzbereiches festgelegt ist, wurde für diesen Wert auch das 95 %-Konfidenzintervall berechnet. Bei Patienten mit ADP-Werten, die im Konfidenzintervall (= Graubereich) lagen (Männer: 32 - 38 U, Frauen: 46 - 53 U), ist eine Kontrolluntersuchung indiziert, um den Responderstatus mit größtmöglicher Sicherheit festzulegen.

## 5.5 Interpretation der MEA-Messungen und Indikation für Kontrolluntersuchungen

Die Aggregation der Thrombozyten mit Thrombin Receptor Activating Peptide als Aktivator sollte durch die Clopidogrel-Einnahme nicht beeinflusst werden. Wir stellten jedoch fest, dass die TRAP-Werte nach Stentimplantation um ca. 40 U niedriger sind als die Werte von Blutspendern. Erst einige Tage nach PCI und Verabreichung der Loading-dose steigen die TRAP-Werte langsam wieder an.

Auch andere Arbeitsgruppen berichten über einen hemmenden Einfluss von Clopidogrel auf den TRAP-Test. Johnson et al. (67) fanden bei gesunden Testpersonen unter Clopidogrel- und Prasugrel-Therapie signifikant niedrigere TRAP-Werte im Vergleich zu Messungen ohne Thienopyridin-Therapie. Schuhmann et al. sowie Spannagl und Jambor (116,132) stellten fest, dass die TRAP-Werte von KHK-Patienten unter Clopidogrel-Einnahme durchschnittlich 9 bzw. 6 U niedriger liegen als bei KHK-Patienten ohne Clopidogrel-Therapie. Dies legt die Vermutung nahe, dass nicht nur die GPIIb/IIIa-Rezeptor-Antagonisten, sondern auch die Thienopyridine die TRAP-induzierte Thrombozytenaggregation zumindest in einem gewissen Umfang hemmen, wobei der Haupteffekt nach Verabreichung der Loading-dose festzustellen ist.

Erniedrigte TRAP-Werte werden nicht nur unter Verabreichung von GPIIb/IIIa-Rezeptor-Antagonisten, sondern auch bei Anämie und Thrombopenie gefunden. Um die Thienopyridin-Wirkung zuverlässig beurteilen zu können, sollte daher der TRAP-Wert > 20 U betragen und das Verhältnis TRAP-/ADP-Wert mindestens 3 betragen. Sind diese Kriterien nicht erfüllt, ist eine Kontrolluntersuchung – gegebenenfalls nach Behebung der Anämie bzw. Thrombopenie – indiziert.

Kontrolluntersuchungen belasten den Patienten, bedeuten einen personellen Mehraufwand und verursachen zusätzliche Kosten. Da die Kriterien für eine Wiederholungsmessung auf der Grundlage der bei anämischen und thrombopenischen Patienten gefundenen MEA-Werte festgelegt wurden, erschien eine kritische Überprüfung erforderlich, die Folgendes ergab (siehe Kap. 4.14): Bei 34 von 121 (= 28 %) Clopidogrel-Low-Respondern mit kontrollbedürftigen Erstbefunden wurde erst durch die Wiederholungsmessung ein Low-Responder-Status festgestellt. Diese Patienten wären ohne zusätzliche Beurteilung des TRAP-Werts fälschlicherweise als Responder beurteilt worden. Somit ist der Anteil der Low-Responder in dieser Gruppe fast dreimal so hoch wie im Gesamtkollektiv (28 % gegenüber 12 %). Durch die zusätzliche Bestimmung des TRAP-Werts lässt sich folglich eine erhöhte Zuverlässigkeit der Low-Responder-Detektion erreichen. Weiterhin ist anzumerken, dass Studien, die auf eine simultane Bestimmung des TRAP-Werts verzichten (123), u.U. die Clopidogrel-Low-Responder-Rate unterschätzen.

Kontrollbedürftige Befunde werden aufgrund unserer Kriterien jedoch erst erkannt, wenn nicht nur der ADP-Wert, sondern zugleich auch der TRAP-Wert gemessen wird. Dies verdoppelt die Kosten für das Monitoring pro Patient. Pro Messwert liegen die Reagenz- und Materialkosten derzeit bei ca. € 6,50, d.h. die Abklärung des Responderstatus mit ADP- und TRAP-Messung verursacht Sachkosten von etwa € 13,-- pro Patient.

In der Studie von Sibbing (123) wurden nur die ADP-Werte zur Beurteilung des Responder-Status herangezogen, ohne dass die Hämatokrit- und Thrombozytenwerte berücksichtigt wurden. Unsere Ergebnisse zeigen, dass bei ca. 3,4 % (= 34 von 1005 Patienten) der Low-Responder-Status aufgrund einer einzigen ADP-Messung in den ersten Tagen der Stentimplantation nicht erkannt würde. Es ist daher anzunehmen, dass das von Sibbing et al. retrospektiv definierte Responder-Kollektiv auch Low-Responder beinhaltet, was jedoch die Gesamtaussage der Arbeit nicht verändert.

In Anbetracht der schwerwiegenden Folgen einer Stentthrombose ist es trotz der höheren Kosten indiziert, für die prospektive Beurteilung des Responder-Status zum Zweck der Therapieoptimierung nicht nur den ADP-, sondern auch den TRAP-Wert zu bestimmen. Sind die Ergebnisse trotz unauffälliger Hk- und Thrombozytenwerte nicht eindeutig beurteilbar, sollten so lange Kontrollmessungen durchgeführt werden, bis eine zweifelsfreie Zuordnung des Patienten möglich ist. In Einzelfällen können dazu drei bis vier Kontrolluntersuchungen erforderlich sein.

## 5.6 Festlegung des optimalen Zeitpunkts der MEA-Messung nach Gabe der Loading-dose

Stentthrombosen treten gehäuft innerhalb der ersten fünf Tage nach der PCI auf (34,140). Aus diesem Grund sollte das Monitoring der Clopidogrelwirkung in den ersten 48 h durchgeführt werden, um die Therapie baldmöglichst anpassen zu können. Die Verabreichung der Loading-dose führt – wie oben ausgeführt – zu einem anfänglichen Absinken des TRAP-Wertes, was die Interpretation der Werte erschwert. Aufgrund der von uns festgelegten Kriterien waren deshalb bei ca. 18 % der MEA-Messungen, die in den ersten 48 h nach Stentimplantation erfolgten, Kontrolluntersuchungen erforderlich (siehe Tab. 14). Wie wir zeigen konnten, verringert sich dieser Anteil jedoch nicht, wenn die MEA-Messungen einige Tage später erfolgen. Weiterhin ergaben unsere Untersuchungen, dass bei primären Clopidogrel-Respondern durch einen späteren Mess-Zeitpunkt die Ergebnisse in den meisten Fällen (73 %) nicht eindeutiger werden.

Im Hinblick darauf, dass eine persistierende erhöhte Plättchenaktivität bei Patienten mit NSTEMI mit einer erhöhten Inzidenz von Myokardnekrosen nach Stentimplantation vergesellschaftet ist (32) und die Schwere eines Myokardinfarkts mit der Aktivierung der Thrombozyten (87) korreliert, erscheint es vor allem bei diesen Patientengruppen sinnvoll, die Thienopyridin-Therapie möglichst zeitnah, d.h. innerhalb von 48 h nach Stentimplantation, auf Wirksamkeit zu überprüfen und gegebenenfalls zu optimieren. Dies ist aber in der Praxis nicht immer unproblematisch, da gerade ACS-Patienten häufig eine Therapie mit GPIIb/IIIa-Antagonisten verabreicht wird, die in diesem frühen Zeitraum nach PCI eine verlässliche Bestimmung der Clopidogrel-Wirkung erschweren kann.

## 5.7 Low-Responder-Rate und Einflussgrößen

Bei 118 der 1005 in die Studie eingeschlossenen Patienten konnte nach Stentimplantation keine ausreichende Clopidogrel-Wirkung nachgewiesen werden. Somit beträgt die Clopidogrel-Low-Responder-Rate bei unseren Untersuchungen 11,7 %. In der Literatur wird 24 h nach Gabe einer 300 mg bzw. 600 mg Loading-dose eine Prävalenz der Clopidogrel-Low-Response von 4 - 30 % angegeben. Die hohe Schwankung der Low-Responder-Rate beruht v.a. auf der unterschiedlichen Definition von Low-Response und den verschiedenen Testverfahren, die für die Untersuchungen herangezogen werden (96). Die von uns festgestellte Low-Responder-Rate stimmt gut mit den Ergebnissen von Buonamici et al. (19) überein, die mit der Lichttransmissions-Aggregometrie bei 804 Patienten nach DES-Implantation, 66 % mit akutem Koronarsyndrom, 34 % mit stabiler KHK, eine Low-Responder-Rate von 13 % fanden.

Weiterhin stellten wir fest, dass Männer ein höheres Risiko für eine Clopidogrel-Low-Response haben als Frauen (OR 1,83; p=0,02). Dies beruht vermutlich auf dem niedrigeren Cut-off-Wert der Männer. Eine erhöhte, aber nicht signifikant unterschiedliche Low-Responder-Rate der Männer gegenüber Frauen (12,9 % vs. 8,7 %) wurde auf allen Stufen des Behandlungsalgorithmus beobachtet (siehe Kap. 4.19). Im Gegensatz zu uns fand Ivandic (64) eine eindeutige Prädisposition des weiblichen Geschlechts für eine Clopidogrel-Resistenz (31,8 vs. 10,7 %), wobei er für Männer und Frauen den gleichen Cut-off-Wert verwendete. Wenn wir für beide Geschlechter den gleichen ADP-Grenzwert (35 U) zugrunde legen, würde der Anteil der Frauen nur auf 12,0 % ansteigen.

Unsere Untersuchung zeigte, dass eine Clopidogrel-Low-Response häufiger bei Patienten mit akutem Koronarsyndrom (18,4 % vs. 3,2 % mit stabiler KHK), Diabetikern (16,7 % vs. 9,8 % bei Nicht-Diabetikern) und Rauchern (14,9 % vs. 10.6 % bei Nichtrauchern) auftrat. Andere Forschungsgruppen kamen zu ähnlichen Ergebnissen: Sibbing et al. berichten bei ihren Untersuchungen von 1608 Patienten nach koronarer Stentimplantation über eine Clopidogrel-Low-Responderrate von 35,8 % bei akutem Koronarsyndrom gegenüber 18,2 % bei stabiler KHK (123). Geisler et al. fanden bei 379 Stent-Patienten eine Low-Responderrate bei Patienten mit Infarkt von 10,9 % gegenüber 1,2 % bei Patienten mit stabiler KHK (48). Sibbing berichtet weiter über eine höhere Low-Responderrate bei Diabetikern (23,8 %) gegenüber Nicht-Diabetikern (18,6 %), sowie bei Rauchern (27,8 %) gegenüber Nichtrauchern (18,9 %) (123). Geisler et al. stellten dagegen keinen signifikanten Unterschied hinsichtlich dieser Patientenkollektive fest (48). Bezüglich des Nikotinkonsums konnten Bliden et al. (13) zeigen, dass unter aktivem Nikotinkonsum die Plättchenhemmung nach einer 600 mg Clopdiogrel-Loading-dose deutlicher ausgeprägt ist als bei

Nichtrauchern. Insgesamt gesehen ist die Datenlage v.a. bzgl. Diabetes mellitus und Nikotinkonsum uneinheitlich.

Zahlreiche Untersuchungen zeigen, dass bei Infarkt- und Stentpatienten unter Clopidogrel-Therapie, eine Begleitmedikation mittels Protonen-Pumpen-Inhibitoren die In-Vitro-Plättchenhemmung herabsetzt, wobei noch nicht klar ist, auf welche PPIs im Speziellen dies zutrifft (49,62,69,98,127,129,133). Unsere Ergebnisse zeigen, dass die Einnahme von PPIs ein unabhängiger Prediktor einer Clopidogrel-Low-Response ist (OR 1,64). Zum gleichen Resultat kommen die randomisierten PRINCIPLE-TIMI 44- (98) und OCLA-Studien (49), wohingegen Siller-Matula et al. (127) und Sibbing et al. (124) andere Ergebnisse fanden. Die Datenlage bzgl. der klinischen Konsequenz der Wirkung von PPIs auf die In-Vitro-Plättchenhemmung ist jedoch hoch kontrovers: In nicht-randomisierten Studien wurde über einen Anstieg der MACCE-Raten um 25 - 35 % berichtet (62,69,133), während in zwei randomisierten Studien mit 13608 bzw. 18565 Patienten keine höhere MACCE-Rate bei Patienten unter gleichzeitiger PPI-Therapie festgestellt wurde (98,102). Vier unserer vier Low-Responder, die ein Major Adverse Cardiac and Cerebrovascular Event erlitten, nahmen PPIs ein, von den 16 Respondern mit MACCE waren es nur 3 (1 Tod, 2 NSTEMI).

In der Literatur finden sich Hinweise auf weitere Medikamente, die mit einer Clopidogrel-Low-Response vergesellschaftet sind: Beta-Blocker, Diuretika, Statine (48), Insulin (123) sowie Calcium-Antagonisten (126). Wir fanden in der univariaten Analyse der Daten signifikante Unterschiede für orale Antidiabetika, ACE-Hemmer und Diuretika. Als unabhängiger Prädiktor einer Clopidogrel-Low-Response stellte sich jedoch nur die Einnahme von Diuretika (OR 1,93; p=0,006) und zumindest als Trend die Einnahme von ACE-Hemmern (OR 1,93; p=0,06) dar. Diese Zusammenhänge müssen weiter erforscht werden.

### 5.8 Dauerhaft erhöhte Thrombozytenaggregation – ein Risikofaktor

**Thrombozytenaggregation und ACS.** Die Aggregation aktivierter Thrombozyten spielt eine entscheidende Rolle bei der Pathogenese des akuten Koronarsyndroms (76) und dem erhöhten Risiko für atherothrombotische Komplikationen bei Diabetikern (1,40). Offensichtlich liegt bei diesen Patientengruppen eine global erhöhte Thrombozytenaggregationfähigkeit vor, was sich in der von uns festgestellten erhöhten Low-Responder-Rate widerspiegelt. Damit steht im Einklang, dass die Patienten mit ACS und ausreichender Clopidogrel-Response signifikant höhere ADP- und TRAP-Werte haben als Patienten mit elektiver PCI (Tab. 16 und 17 sowie 21 und 22). Clopidogrel-Responder mit

Diabetes zeigten jedoch nur im TRAP-Wert höhere Werte als Nicht-Diabetiker (Tab. 21 und 22). Offensichtlich kann die Thrombozytenaktivität bei Patienten mit akutem Koronarsyndrom nur teilweise mit Thienopyridinen gehemmt werden. So fanden Althoff et al. (4) bei Untersuchungen an Infarkt-Patienten 48 h und 37 Tage nach ACS ebenfalls signifikant höhere MEA-Werte als bei Patienten mit elektiver PCI. Auch die ADP-Werte unserer Low-Responder, die mit 150 mg Clopidogrel, Ticlopidin oder Prasugrel erfolgreich therapiert wurden, waren im Vergleich zu den Werten der 75mg-Clopidogrel-Responder signifikant höher. Gleiches gilt für die TRAP-Werte der primären Low-Responder in den verschiedenen Therapiegruppen: je schwieriger sich die Behandlung des Refraktärzustandes darstellte, desto höher waren die Messwerte (Gruppe C > B > A aus Tab. 27).

Weiterhin fanden wir bei einzelnen Low-Respondern, die entgegen unseren Therapieempfehlungen von den weiterbehandelten Ärzten wieder auf die einfache Clopidogrel-Dosis umgestellt wurden und sich anschließend einer Kontrolle in unserer Gerinnungsambulanz unterzogen, dass die gemessenen MEA-Werte stets eindeutig den von uns nach Stentimplantation diagnostizierten Low-Responder-Status bestätigten (Daten nicht veröffentlicht). Offensichtlich sind die erhöhte Thrombozytenaggregations-Fähigkeit und die daraus resultierende Clopidogrel-Low-Response im Regelfall kein passageres Phänomen.

Im Gegensatz zu den Ergebnissen, die von Althoff et al. (4) und uns gefunden wurden, berichtete Neubauer (95), dass in Einzelfällen Patienten, deren Thrombozytenaggregation zunächst sowohl durch 150 mg Clopidogrel wie auch durch Ticlopidin nicht ausreichend zu hemmen war, nach acht Wochen unter 150 mg Clopidogrel einen Responder-Status zeigten. Gurbel et al. (53) beobachteten, dass die mittels Lichttransmissions-Aggregometrie gemessene Low-Responder-Rate von 31 % bei Messung am Tag 5 auf 11 % am Tag 30 nach PCI abfällt. Bei beiden Autoren handelte es sich jedoch ausschließlich um Patienten mit Stentimplantation bei stabiler KHK. Neubauer (95) vermutet, dass dieses Phänomen auf eine Induktion der Cytochrom P450-Isonezyme zurückzuführen ist.

**Prädiktiver Wert einer MEA-Messung vor Gabe der Clopidogrel-Loading-dose.** Für die Auswahl des zu implantierenden Stents wäre es wünschenswert, wenn schon vor Gabe der Loading-dose bekannt wäre, ob es sich bei dem Patienten um einen Responder handelt. Dazu werteten wir die MEA-Messungen aus, die bei 114 Patienten vor und nach Gabe der Clopidogrel-Loading-dose durchgeführt wurden. Wir fanden, dass Patienten mit einem ADP-Wert vor Loading von ≤ 65 U in allen Fällen Responder waren. Der positive prädiktive Wert (PPV) bei ADP-Ergebnissen > 65 U ist jedoch auch aufgrund der relativ geringen Inzidenz eines Low-Responder-Status mit 0,166 so niedrig, dass ein Screening vor Stentimplantation nicht sinnvoll erscheint. Berechnet man den PPV nur für die ACS-Patienten, so erhöht sich der Wert auf 0,222.

## 5.9 Therapie-Optimierung der Low-Responder

Obwohl die mangelnde Wirkung von Clopidogrel eine Hauptursache für kardiovaskuläre Komplikationen nach koronarer Stentimplantation zu sein scheint, gibt es bisher nur wenige Studien, die eine Optimierung der plättchenhemmenden Therapie zum Ziel haben. Angiolillo et al. (8) fanden heraus, dass eine Erhaltungsdosis von 150 mg Clopidogrel eine stärkere Plättchenhemmung bei Patienten mit Diabetes mellitus Typ II bewirkt. Eine Alternative dazu ist, vor allem wenn eine doppelte Clopidogrel-Dosis nicht den gewünschten Erfolg bringt, die Therapie mit Ticlopidin (3), welches über andere Leberenzyme als Clopidogrel aktiviert wird (73). Aufgrund der unerwünschten Wirkungen von Ticlopidin muss jedoch das Blutbild dieser Patienten regelmäßig kontrolliert werden.

Offensichtlich ist die unzureichende Wirkung von Thienopyridinen Wirkstoff-spezifisch und nicht Wirkklassen-spezifisch (23).

In einer klinischen Studie mit 161 Patienten nach koronarer Stentimplantation und Einnahme einer 600 mg Clopidogrel-Loading-dose überprüften Neubauer et al. (95) das Ausmaß der Plättchenhemmung mit der Impedanz-Aggremetrie mithilfe des Chronolog Model 590 (Chrono-log Corporation, Havertown, PA, USA), um die Thienopyridin-Therapie zu optimieren. Sie konnten durch eine Verdopplung der Clopidogrel-Dosis bzw. durch den Wechsel auf Ticlopidin die Low-Responder-Rate von 23,6 % auf 5,0 % reduzieren.

In der GRAVITAS-Studie (100) wurde bei 5429 Patienten nach PCI mit dem VerifyNow P2Y12 Test (Accumetrics, San Diego, Kalifornien, USA) die Clopidogrel-Wirkung bestimmt und die dabei ermittelten Low-Responder randomisiert mit 75 bzw. 150 mg Clopidogrel behandelt. Hinsichtlich der Rate an kardiovaskulären Ereignissen innerhalb eines sechs-monatigen Beobachtungszeitraums war allerdings kein Unterschied festzustellen (jeweils 2,3 %). In dieser Studie wurde aber bei einem Niedrig-Risiko-Kollektiv (nur 40% ACS-Patienten) der Cut-off-Wert so angesetzt, dass sich eine Low-Responder-Rate von 41 % ergab. Nur 40 % der Patienten, bei denen die Clopidogrel-Dosis verdoppelt wurde, zeigten eine deutliche Verbesserung der Clopidogrel-Wirkung.

Folglich gibt es bis dato keine Studie mit der Zielsetzung, die MACCE-Rate der Patienten zu untersuchen, deren Low-Responder-Status erfolgreich behoben wurde.

In unserer Studie wurde bei 11,7 % der Patienten nach Implantation eines Koronarstents ein Clopidogrel-Low-Responderstatus festgestellt und eine Optimierung der plättchenhemmenden Therapie durchgeführt.

Zunächst wurden die Patienten nach dem „Clopidogrel"-Algorithmus behandelt: Dabei zeigte nur etwas mehr als die Hälfte der Clopidogrel-Low-Responder unter einer 150 mg Clopidogrel Erhaltungsdosis MEA-Werte im Responder-Bereich. Dies deckt sich mit den Ergebnissen anderer Studien, die sich eine Optimierung der plättchenhemmenden Therapie bei Clopidogrel-Low-Respondern zum Ziel gesetzt hatten: Angiolillo et al. berichten, dass 40 % der Typ II-Diabetiker mit unzureichender Plättchenhemmung unter 75 mg Clopidogrel eine deutliche Thrombozytenaggregationshemmung mit einer doppelten Erhaltungsdosis zeigten (8). Neubauer et al. erreichten bei 58 % der Low-Responder einen Responder-Status unter 150 mg Clopidogrel (95). Bei wiederum etwas mehr als der Hälfte der 150 mg-Clopidogrel-Low-Responder in unserer Studie führte die Umstellung auf Ticlopidin zu einer ausreichenden Plättchenhemmung. Auch bei Neubauer et al. konnten 50 % dieser Patientengruppe mit Ticlopidin ausreichend therapiert werden (95). 2,3 % unserer Patienten wiesen bei Durchführung des „Clopidogrel"-Algorithmus eine Thienopyridin-Low-Response auf. Campo (23) ermittelte 5 von 143 Patienten (3,5 %) mit einem unzureichenden Ansprechen sowohl auf Clopidogrel als auch auf Ticlopidin. Die Rate an Thienopyridin-Low-Respondern bei Neubauer betrug 5,0 % (95).

Bis zur Markteinführung von Prasugrel wurden die Thienopyridin-Low-Responder, wie die Follow-Up-Untersuchungen zeigten, offensichtlich erfolgreich, d.h. MACCE-frei, mit Cilostazol therapiert. Nach Zulassung von Prasugrel in Deutschland und Anwendung unseres Prasugrel-Algorithmus, konnten 63 von 65 (= 97 %) der daraufhin diagnostizierten Clopidogrel-Low-Responder erfolgreich auf Prasugrel umgestellt werden. Nur zwei Patienten (3 %) profitierten von diesem Medikament nicht. Unter Ticlopidin konnte jedoch bei einem eine ausreichende Hemmung der Thrombozytenaggregation festgestellt werden, während ein anderer unter der doppelten Dosis von Prasugrel Responder-typische MEA-Werte erreichte. Berücksichtigt man noch die fünf Patienten, die therapieoptimiert mit 150 mg Clopidogrel, Ticlopidin bzw. der Triple-Therapie behandelt wurden und anlässlich eines erneuten Klinikaufenthaltes oder wegen Unverträglichkeit auf Prasugrel umgestellt wurden, was bei vier von fünf erfolgreich war, so beträgt die Rate an Prasugrel-Low-Respondern 3 von 70 (= 4,3 %).

## 5.10 Klinische Wirksamkeit der Therapie-Optimierung bei den Low-Respondern

Nachdem die Aufnahme der Studienpatienten und eine evtl. erforderliche Therapieoptimierung abgeschlossen waren, führten wir bei den primären Clopidogrel-Respondern eine orientierende Nachbeobachtung durch, indem wir mit Hilfe des Klinikinformationssystems ORBIS die Aufenthalte dieser Patienten im Klinikum Augsburg während der Follow-up-Phase (durchschnittlich 273 Tage) auswerteten. Da bei diesem Vorgehen nur kardiovaskuläre Ereignisse entdeckt werden, die bei uns im Haus behandelt wurden, liegt unsere MACCE-Rate erwartungsgemäß mit 1,8 % unter den in einer Meta-Analyse (134) angegebenen Werten von ca. 6 %. Bei dieser Auswertung der Major Adverse Cardiac Events (MACE = Tod und nicht-fataler Myokardinfarkt), die bei ca. 18.000 Patienten mit Koronarstent in einem Zeitraum von 12 Monaten nach PCI beobachtet wurden, wurde nicht zwischen Respondern und Low-Respondern differenziert und die Dauer der dualen plättchenhemmenden Therapie nicht berücksichtigt. In der TRITON-TIMI 38-Studie (143) wurde eine MACCE-Rate von 12,1 % gefunden, wobei ebenfalls nicht zwischen Respondern und Low-Respondern unterschieden wurde, der Beobachtungszeitraum 15 Monate betrug und auch Patienten nach Beendigung der dualen plättchenhemmenden Therapie erfasst wurden.

Die MACCE-Rate der Therapie-optimierten Low-Responder, bei denen zusätzlich zum EDV-Follow-up eine telefonische Nachbefragung durchgeführt wurde, war mit 3,6 % zwar doppelt so hoch, jedoch war der Unterschied nicht signifikant (p = 0,171). In anderen Studien zu nicht Therapie-optimierten, d.h. belassenen Clopidogrel-Low-Respondern wurden MACCE-Raten zwischen 22,7 % und 40 % in den ersten 3 - 6 Monaten nach Stentimplantation angegeben (19,48,88). Eine Metaanalyse zu 25 PCI-Studien zeigte eine Odds Ratio von kardiovaskulären Ereignissen von 8,0 für nicht therapierte Clopidogrel-Low-Responder gegenüber Respondern (131). Sibbing et al. berichten über eine elf-fach höhere Inzidenz von Stentthrombosen bei Low-Respondern verglichen mit Respondern in den ersten 30 Tagen nach PCI (123). Für die ersten sechs Monate nach der Stentimplantation haben laut Buonamici et al. (19) Clopidogrel-Low-Responder gegenüber Respondern ein vierfach höheres Risiko für eine Stentthrombose.

Sibbing et al. (123) berichten, dass 0,6 % der Responder und 3,1 % der Low-Responder innerhalb von 30 Tagen nach PCI verstorben sind oder eine Stentthrombose erlitten. In unserer Studie war dies nur bei einem der 110 (= 0,9 %) Therapie-optimierten Clopidogrel-Low-Responder in dieser Zeitspanne der Fall. Somit scheint unsere Therapie-Optimierung zu einer Reduzierung der Stentthrombose- und MACCE-Rate zu führen.

Offensichtlich verbessert ein MEA-gestützter Behandlungsalgorithmus das Outcome der Patienten, zumindest für die Zeit, in der die duale plättchenhemmende Therapie verabreicht wird.

### 5.11 Prasugrel – die Pauschallösung für die Thrombozytenaggregationshemmung?

Prasugrel ist ein stärkerer $P2Y_{12}$-Inhibitor als Clopidogrel. Eine stärkere Hemmung des $P2Y_{12}$-Rezeptors führt jedoch zu einem erhöhten Blutungsrisiko. Viele Clopidogrel-Patienten profitieren also nur wenig von einer stärkeren $P2Y_{12}$-Blockade, wenn sie nicht sogar Schaden davon tragen (99).

Wenn eine individuell angepasste plättchenhemmende Therapie mit Hilfe einer standardisierten zuverlässigen Messmethode der Clopidogrel-Wirkung zu einer sehr niedrigen MACCE-Rate führt, liegt es auf der Hand, Clopidogrel als Standard-Thienopyridin einzusetzen und Prasugrel nur für Clopidogrel-Low-Responder vorzuhalten. Dieses Vorgehen bedarf einer eingehenden Prüfung in laufenden Studien (14).

# 6. Zusammenfassung

**Zielsetzung**

Aufgabe der vorliegenden Arbeit war es, die Mehrfach-Elektroden-Aggregometrie (MEA) unter Verwendung des Multiplate®-System hinsichtlich ihrer Tauglichkeit für das Monitoring von Thienopyridinen im Routinebetrieb eines Großkrankenhauses zu validieren, Patienten nach koronarer Stentimplantation mittels der MEA-Messungen auf ihr individuelles Ansprechen auf Clopidogrel zu überprüfen und die Plättchenhemmung der Clopidogrel-Low-Responder zu optimieren.

**Etablierung einer zuverlässigen Messung der Plättchenhemmung unter Thienopyridinen.**

Die Untersuchungen zur Präanalytik ergaben, dass die MEA-Messungen gegenüber Scherstress bei der Blutentnahme und Erschütterungen der Blutprobe, wie z.B. durch Rohrpostversand, unempfindlich ist, sofern die Probe vor der Messung 30 Minuten in Ruhe gelagert wird. Um valide Ergebnisse zu erhalten, muss das Hirudin-Röhrchen vollständig gefüllt werden und die Messung innerhalb von zwei Stunden nach einer 30-minütigen Ruhelagerung durchgeführt werden, da die MEA-Werte ca. drei Stunden nach Blutentnahme deutlich absinken.

Zur Ermittlung von Referenzbereichen wurden die ADP- und TRAP-Werte im Hirudin-Blut (Sarstedt-Monovette) von je 75 gesunden Männern und Frauen gemessen. Der ADP-Wert dient der Beurteilung der Wirksamkeit von Thienopyridinen, der TRAP-Wert erlaubt eine Detektion einer gleichzeitig vorliegenden GPIIb/IIIa-Antagonisten-Wirkung sowie eine Einschätzung der globalen Thrombozytenaggregations-Fähigkeit. Es ergaben sich geschlechtsabhängig folgende Referenzbereiche: ADP-Test: Männer: 35 - 114 U, Frauen: 50 - 132 U; TRAP-Test: Männer: 68 - 134 U, Frauen: 79 - 151 U. Als Cut-off-Wert für das Vorliegen einer ausreichenden Thienopyridin-Response wurde für den ADP-Test festgelegt: Männer < 32 U, Frauen < 46 U. Bei Männern sollten ADP-Werte zwischen 32 und 38 U und bei Frauen Werte zwischen 46 und 53 U, d.h. Werte im Grenzbereich, durch eine Kontrolluntersuchung mit einer neu gewonnenen Blutprobe überprüft werden.

Clopidogrel führt nicht nur zu einem starken Absinken des ADP-Werts, sondern hat auch einen hemmenden Einfluss auf den TRAP-Test, was v.a. in den ersten Tagen nach der 600 mg Loading-dose zu beobachten ist.

Wie Untersuchungen mit Blut von anämischen und/oder thrombopenischen Patienten, die keine Thienopyridin-Medikation erhielten, zeigten, kann eine zuverlässige Aussage über die Clopidogrel-Response nur gemacht werden, wenn der Hämatokrit größer als 0,30 l/l ist und die Thrombozytenzahl mindestens 100 n/l beträgt. Zum Nachweis einer zweifelsfreien Thienopyridin-Wirkung muss neben dem ADP- auch der TRAP-Test durchgeführt werden. Messungen mit einem TRAP/ADP-Verhältnis < 3 sowie TRAP-Werte < 20 U erlauben keine Aussage über die Thienopyridin-Wirkung und sollten in den folgenden Tagen wiederholt werden.

**Clopidogrel-Low-Response nach koronarer Stentimplantation**

Zwischen Januar 2008 und Juli 2009 wurden bei 1139 Patienten nach Implantation eines Koronarstents MEA-Messungen durchgeführt. 1005 Patienten konnten – ggf. nach einer Wiederholungsmessung – eindeutig hinsichtlich ihrer Clopidogrel-Response beurteilt werden. Von diesen wiesen 11,7 % keine ausreichende Clopidogrel-Wirkung auf und wurden als Clopidogrel-Low-Responder eingestuft. Patienten mit akutem Koronarsyndrom, aktuellem Nikotin-Konsum und Diabetes waren signifikant häufiger Low-Responder. Die Einnahme von Protonen-Pumpen-Hemmern und Diuretika waren ebenfalls signifikant häufiger mit einer Clopidogrel-Low-Response vergesellschaftet.

Untersuchungen an 114 Patienten ergaben, dass MEA-Messungen vor Clopidogrel-Loading und Stentimplantation keine prädiktive Aussage über eine spätere Clopidogrel-Low-Response ermöglichen. Um möglichst frühzeitig die Thienopyridin-Therapie optimieren zu können, sollten die MEA-Messungen innerhalb der ersten 48 h nach PCI durchgeführt werden, zumal in dieser Zeit die Rate an eindeutigen Messungen am größten ist. Die MEA-Werte unmittelbar nach PCI korrelieren gut mit denen einige Wochen nach Stentimplantation. Eine einmal getroffene eindeutige Aussage über die Clopidogrel-Response ist fast ausnahmslos reproduzierbar.

**Therapieoptimierung der Clopidogrel-Low-Responder**

Im Rahmen der Therapieoptimierung wurden die primären Clopidogrel-Low-Responder zunächst auf 150 mg Clopidogrel/d umgestellt. 54,5 % der 150mg-Clopidogrel-Patienten wiesen ADP-Werte im Responderbereich auf. Wiederum 54,5 % der 150mg-Clopidogrel-Low-Responder profitierten von einer Umstellung auf Ticlopidin. Die restlichen Patienten (2,3 % des Gesamt-Kollektivs) blieben Thienopyridin-Non-Responder. Sie wurden mit einer Triple-Therapie aus ASS, 75 mg Clopidogrel und 2 x 100 mg Cilostazol behandelt. Ab dem 01.04.2009 wurden Clopidogrel-Low-Responder auf das neu zugelassene Prasugrel umgestellt. Von den auf Prasugrel umgestellten primären Clopidogrel-Low-Respondern ergab der ADP-Test bei 97 % der Patienten Werte im Zielbereich. Ebenso konnten 4 von 5 primären Clopidogrel-Low-Respondern, die mit 150 mg Clopidogrel, Ticlopidin oder einer Therapie aus 75 mg Clopidogrel und Cilostazol behandelt wurden, wirksam mit Prasugrel therapiert werden.

**Kardiovaskuläre Ereignisrate der Therapie-optimierten Clopidogrel-Low-Responder**

Zur Dokumentation des Erfolgs der Therapie-Optimierung mittels des Multiplate®-Systems wurde untersucht, wie groß die MACCE-Rate bei den Studienpatienten während eines 1-18-monatigen Beobachtungszeitraums unter der bei Bedarf optimierten dualen plättchenhemmenden Therapie war und die dabei ermittelten Werte mit Literaturangaben verglichen. Bei nicht Therapie-optimierten Clopidogrel-Low-Respondern werden MACCE-Raten von 23 - 40 % innerhalb von drei bis sechs Monaten nach PCI beschrieben. Sie haben ein achtfach erhöhtes Risiko für kardiovaskuläre Ereignisse verglichen mit Clopidogrel-Respondern. Die spezifische MACCE-Rate (kardialer Tod, Myokardinfarkt des PCI-Gefäßes, größere Blutung) unserer Therapie-optimierten Low-Responder betrug für den gesamten Beobachtungszeitraum 2,7 % und unterschied sich nicht signifikant von der der primären Clopidogrel-Responder. Keiner der Triple-therapierten Thienopyridin-Low-Responder in unserer Studie erlitt ein MACCE. Während laut Literaturangaben 3,1 % der nicht Therapie-optimierten Clopidogrel-Low-Responder innerhalb von 30 Tagen nach PCI versterben oder eine Stentthrombose erleiden, reduzierte sich die Rate von Stentthrombosen oder Tod bei den Therapie-optimierten Clopidogrel-Low-Respondern in unserer Studie für diese Zeitspanne auf 0,9 % (1 von 110 Patienten).

**Schlussfolgerung**

Aus der vorliegenden Untersuchung darf geschlossen werden, dass ein Monitoring der Thienopyridin-Wirksamkeit mittels MEA-Messungen valide möglich ist, Clopidogrel-Low-Responder sicher erkannt werden können, eine Therapie-Optimierung der Clopidogrel-Low-Responder möglich ist und dadurch die bislang bei den Clopidogrel-Low-Respondern stark erhöhte MACCE-Rate deutlich gesenkt werden kann.

# Anhang 1:

Fragebogen Follow-Up

| Name | | Hausarzt | |
|---|---|---|---|
| **Tod** | Ursache | | |
| **Myokardinfarkt** | Art des Infarkts | | |
| | Stentthrombose gemäß ARC-Kriterien | | |
| **Reintervention** | POBA (TVR) | POBA (kein TVR) | |
| | Stent (TVR) | Stent (kein TVR) | |
| | Bypass (TVR) | Bypass (kein TVR) | |
| **Schlaganfall** | Hämorrhagisch | Ischämisch | |
| **Stationäre Aufenthalte** | Kardiale Ursache Welche? | | |
| | Keine Kardiale Ursache | | |
| **Medikation** | Thrombozytenaggregationshemmer | Antikoagulation | |
| | Kardiale Medikation | PPI | |
| **MACCE unter dualer TAH** | | | |
| **Zeitpunkt des MACCE nach PCI** | | | |

# Literaturverzeichnis

1. Abu El-Makrem MA, Mahmoud YZ, Sayed D, Nassef NM, Abd El-Kader SS, Zakhary M, Ghazaly T, Matta R. The role of platelets CD40 ligand (CD154) in acute coronary syndromes. Thromb Res 2009;124(6):683-8
2. Albiero R, Hall P, Itoh A, Blengino S, Nakamura S, Martini G, Ferraro M, Colombo A. Results of a consecutive series of patients receiving only antiplatelet therapy after optimized stent implantation. Circulation 1997;95:1145-56
3. Aleil B, Rochoux G, Monassier JP, Cazenave JP, Gachet C. Ticlopidine could be an alternative therapy in the case of pharmacological resistance to clopidogrel: a report of three cases. J Thromb Haemost 2007;5(4):879-81
4. Althoff T, Fischer M, Langer E, Ziemer S, Baumann G. Reduzierte Thrombozyten-inhibitorische Wirkung von Clopidogrel und ASS im Verlauf nach Stentimplantation bei akutem Myokardinfarkt gegenüber elektiver koronarer Stentimplantation. DGK 2009;Mannheim,16.-18.April 2009:V1678
5. Angiolillo DJ, Bates ER, Bass TA. Clinical profile of prasugrel, a novel thienopyridine. Am Heart J 2008;156:S16-22
6. Angiolillo DJ, Fernandez-Ortiz A, Bernardo E, Alfonso F, Macaya C, Bass TA, Costa MA. Variability in individual responsiveness to clopidogrel: clinical implications, management, and future perspectives. J Am Coll Cardiol 2007;49(14):1505-16
7. Angiolillo DJ, Fernandez-Ortiz A, Bernardo E, Ramírez C, Sabeté M, Jimenez-Quevedo P, Hernández R, Moreno R, Escaned J, Alfonso F, Bañuelos Camino, Costa MA, Bass TA, Macaya C. Platelet function profiles in patients with type 2 diabetes and coronary artery disease on combined aspirin and clopidogrel treatment. Diabetes 2005;54:2430-5
8. Angiolillo DJ, Shoemaker SB, Desai B, Yuan H, Charlton RK, Bernardo E, Zenni MM, Guzman LA, Bass TA, Costa MA. Randomized comparison of a high clopidogrel maintenance dose in patients with diabetes mellitus and coronary artery disease: results of the Optimizing Antiplatelet Therapy in Diabetes Mellitus (OPTIMUS) study. Circulation 2007;115(6):708-16
9. Aoki J, Lansky AJ, Mehran R, Moses J, Bertrand ME, McLaurin BT, Cox DA, Lincoff AM, Ohman EM, White HD, Parise H, Leon MB, Stone GW. Early stent thrombosis in patients with acute coronary syndromes treated with drug-eluting and bare metal stents: the Acute Catheterization and Urgent Intervention Triage Strategy trial. Circulation 2009;119:687-9.

10. Ashby B, Colman RW, Daniel JL, Kunapuli SP, Smith JB. Platelet stimulatory and inhibitory receptors. In: Colman RW, Hirsh J, Marder VJ, Clowes AW, George JN, eds. Hemostasis and thrombosis. Basic principles and clinical practice. Philadelphia: Lippincott, 2001:505-20

11. Bertrand ME, Legrand V, Boland J, Fleck E, Bonnier J, Emmanuelson H, Vrolix M, Missault L, Chierchia S, Casaccia M, Niccoli L, Oto A, White C, Webb-Pebloe M, Van Belle E, McFadden EP. Randomized multicenter comparison of conventional anticoagulation versus antiplatelet therapy in unplanned and elective coronary stenting - the full anticoagulation versus aspirin and ticlopidine (FANTASTIC) study. Circulation 1998;98:1507-603

12. Bhatt DL. Intensifying platelet inhibition--navigating between Scylla and Charybdis. N Engl J Med 2007;357(20):2078-81

13. Bliden KP, Dichiara J, Lawal L, Singla A, Antonino MJ, Baker BA, Bailey WL, Tantry US, Gurbel PA. The association of cigarette smoking with enhanced platelet inhibition by clopidogrel. J Am Coll Cardiol 2008;52(7):531-3

14. Bonello L, Tantry US, Marcucci R, Blindt R, Angiolillo DJ, Becker R, Bhatt DL, Cattaneo M, Collet JP, Cuisset T, Gachet C, Montalescot G, Jennings LK, Kereiakes D, Sibbing D, Trenk D, Van Werkum JW, Paganelli F, Price MJ, Waksman R, Gurbel PA; Working Group on High On-Treatment Platelet Reactivity. Consensus and future directions on the definition of high on-treatment platelet reactivity to adenosine diphosphate. J Am Coll Cardiol 2010;56(12):919-33

15. Bonzel T, Erbel R, Hamm CW, Levenson B, Neumann FJ, Rupprecht HJ, Zahn R. Leitlinie Perkutane Koronarinterventionen (PCI). Clin Res Cardiol 2008;97:513-47

16. Brass LF. The molecular basis for platelet activation. In: Hoffman R, Benz Jr EJ, Shattil SJ, Furie B, Cohen HJ, Silberstein LE, McGlave P, eds. Hematology. Basic principles and practice. New York: Churchill Livingstone, 2000:1753-7

17. Breugelmans J, Vertessen F, Mertens G, Gadisseur A, Van der Planken M. Multiplate whole blood impedance aggregometry: a recent experience. Thromb Haemost 2008;100:725-6

18. Budde U. Diagnose von Funktionsstörungen der Thrombozyten mit Hilfe der Aggregometrie. J Lab Med 2002;26(11/12):564-71

19. Buonamici P, Marcucci R, Migliorini A, Gensini GF, Santini A, Paniccia R, Moschi G, Gori AM, Abbate R, Antoniucci D. Impact of platelet reactivity after clopidogrel administration on drug-eluting stent thrombosis. J Am Coll Cardiol 2007;49:2312-7

20. Calatzis A. Vollblutverfahren zur Erfassung der primären Hämostase. J Lab Med 2007;31(6):239-47
21. Calatzis A, Spannagl M. Effekt des Blutabnahmeröhrchens auf die Multiplate-Analyse im Hirudin-Blut: Sarstedt S-Monovette® r-Hirudin. Interne Mitteilung der Fa. Sarstedt, Nürtingen 2009
22. Campell RC. Statistische Methoden für Biologie und Medizin. Stuttgart New York: Thieme 1971
23. Campo G, Valgimigli M, Gemmati D, Percoco G, Catozzi L, Frangione A, Federici F, Ferrari F, Tebaldi M, Luccarelli S, Parrinello G, Ferrari R. Poor responsiveness to clopidogrel: drug-specific or class-effect mechanism? Evidence from a clopidogrel-to-ticlopidine crossover study. J Am Coll Cardiol 2007;50(12):1132-7
24. Caprie Steering Committee. A randomized, blinded trial of clopidogrel versus aspirin in patients at risk for ischemic events (CAPRIE). Lancet 1996;348:1329-39
25. Cardinal DC, Flower RJ. The electronic aggregometer: a novel device for assessing platelet behavior in blood. J Pharmacol Methods 1980;3:135-58
26. Carrozza JP Jr, Kuntz RE, Levine MJ, Pomerantz RM, Fishman RF, Mansour M, Gibson CM, Senerchia CC, Diver DJ, Safian RD, et al. Angiographic and clinical outcome of intracoronary stenting: Immediate and long-term results from a large single-center experience. J Am Coll Cardiol 1992;20:328-37
27. Cattaneo M. New P2Y(12) inhibitors. Circulation 2010;121:171-9
28. Cohen DJ, Krumholz HM, Sukin CA, Ho KK, Siegrist RB, Cleman M, Heuser RR, Brinker JA, Moses JW, Savage MP, Detre K, Leon MB, Baim DS; Stent Restenosis Study Investigators. In-hospital and one-year economic outcomes after coronary stenting or balloon angioplasty. Results from a randomized clinical trial. Circulation 1995;92:2480-7
29. Colombo A, Hall P, Nakamura S, Almagor Y, Maiello L, Martini G, Gaglione A, Goldberg SL, Tobis JM. Intracoronary stenting without anticoagulation accomplished with intravascular ultrasound guidance. Circulation 1995;91:1676-88
30. Cook S, Windecker S. Early stent thrombosis: past, present, and future. Circulation 2009;119(5):657-9
31. Crawford N, Scrutton MC. Biochemistry of the blood platelet. In: Bloom AL, Forbes CD, Thomas DP, Tuddenham EGD, eds. Haemostasis and thrombosis. Edinburgh: Churchill Livingstone, 1994:89-114
32. Cuisset T, Frere C, Quilici J, Morange PE, Nait-Saidi L, Mielot C, Bali L, Lambert M,

Alessi MC, Bonnet JL. High post-treatment platelet reactivity is associated with a high incidence of myonecrosis after stenting for non-ST elevation acute coronary syndromes. Thromb Haemost 2007;97(2):282-7

33. Cutlip DE, Windecker S, Mehran R, Boam A, Cohen DJ, van Es GA, Steg PG, Morel MA, Mauri L, Vranckx P, McFadden E, Lansky A, Hamon M, Krucoff MW, Serruys PW; Academic Research Consortium. Clinical end points in coronary stent trials: a case for standardized definitions. Circulation 2007;115(17):2344-51

34. Daemen J, Wenaweser P, Tsuchida K, Abrecht L, Vaina S, Morger C, Kukreja N, Jüni P, Sianos G, Hellige G, van Domburg RT, Hess OM, Boersma E, Meier B, Windecker S, Serruys PW. Early and late coronary stent thrombosis of sirolimus-eluting and paclitaxel-eluting stents in routine clinical practice: data from a large two-institutional cohort study. Lancet 2007;369:667-78

35. De Groot PG, Sixma JJ. Glykoproteinrezeptoren der Thrombozytenmembran: Biochemie, Molekularbiologie und Physiologie. In: Müller-Berghaus G, Pötzsch B, Hrsg. Hämostaseologie, Molekulare und zelluläre Mechanismen, Pathophysiologie und Klinik. Berlin Heidelberg New York: Springer, 1999:15-26

36. DePalma VA, Baier RE, Ford JW, Glott VL, Furuse A. Investigation of three-surface properties of several metals and their relation to blood compatibility.
J Biomed Mater Res 1972;6(4);37-75

37. Dirsch O, Dahmen U, Fan LM, Gu YL, Shen K, Wieneke H, Erbel R. Media remodelling – the result of stent induced media necrosis and repair. Vasa 2004;33:125–9

38. Erbel R, Schatz R, Dietz U, Nixdorff U, Haude M, Aichinger S, Pop T, Meyer J. Balloon dilatation and coronary vascular stent implantation. Z Kardiol 1989;78:71-7

39. Fachinformation Multiplate®. Instrumentation Laboratory GmbH, Kirchheim. September 2008

40. Ferroni P, Basili S, Falco A, Davì G. Platelet activation in type 2 diabetes mellitus. J Thromb Haemost 2004;2(8):1282-91

41. Finn AV, Joner M, Nakazawa G, Kolodgie F, Newell J, John MC, Gold HK, Virmani R. Pathological correlates of late drug-eluting stent thrombosis: strut coverage as a marker of endothelialization. Circulation 2007;115:2435-41

42. Finn AV, Nakazawa G, Joner M, Kolodgie FD; Mont EK, Gold HK, Virmani R. Vascular responses to drug eluting stents: importance of delayed healing.
Arterioscler Thromb Vasc Biol 2007;27:1500-10

43. Fischman DL, Leon MB, Baim DS, Schatz RA, Savage MP, Penn I, Detre K, Veltri L,

Ricci D, Nobuyoshi M, Cleman M, Heuser R, Almond D, Teirstein PS, Fish RD, Colombo A; Brinker J, Moses J, Shaknovich A, Hirshfeld J, Bailey S, Ellis S, Rake R, Goldberg SL; Stent Restenosis Study Investigators. A randomized comparison of coronary-stent placement and balloon angioplasty in the treatment of coronary artery disease. N Engl J Med 1994;331:496-501

44. Freedman JE, Hylek EM. Clopidogrel, genetics, and drug responsiveness. N Engl J Med 2009;360(4):411-3

45. Gachet C. ADP receptors of platelets and their inhibition.
Thromb Haemost 2001;86:222-3

46. Gawaz M. Monitoring Glycoprotein IIb-IIIa Antagonists in Patients with Coronary Artery Disease. J Lab Med 2002;26(11/12):572-8

47. Geiger J, Teichmann L, Grossmann R, Aktas B, Steigerwald U, Walter U, Schinzel R. Monitoring of clopidogrel action: comparison of methods.
Clinical Chemistry 2005;51(6):957-65

48. Geisler T, Langer H, Wydymus M, Göhring K, Zürn C, Bigalke B, Stellos K, May AE, Gawaz M. Low response to clopidogrel is associated with cardiovascular outcome after coronary stent implantation. Eur Heart J 2006;27(20):2420-5

49. Gilard M, Arnaud B, Cornily JC, Le Gal G, Lacut K, Le Calvez G, Mansourati J, Mottier D, Abgrall JF, Boschat J. Influence of omeprazole on the antiplatelet action of clopidogrel associated with aspirin: the randomized, double-blind OCLA (Omeprazole CLopidogrel Aspirin) study. J Am Coll Cardiol 2008;51:256-60

50. Görlinger K, Jambor C, Hanke A, Dirkmann D, Adamzik M, Hartmann M, Rahe-Meyer N. Perioperative Coagulation Management and Control of Platelet Transfusion by Point-of-Care Platelet Function Analysis. Transfus Med Hemother 2007;34:396-411

51. Goldberg SL, Colombo A, Nakamura S, Almagor M, Maiello L, Tobis JM. Benefit of intracoronary ultrasound in the deployment of Palmaz-Schatz stents.
J Am Coll Cardiol 1994;24:996-1003

52. Grossmann R, Sokolova O, Schnurr A, Bonz A, Porsche C, Obergfell A, Lengenfelder B, Walter U, Eigenthaler M. Variable extent of clopidogrel responsiveness in patients after coronary stenting. Thromb Haemost 2004;92:1201-6

53. Gurbel PA, Bliden KP, Hiatt BL, O'Connor CM. Clopidogrel for coronary stenting: response Variability, Drug Resistance, and the effect of pretreatment platelet reactivity. Circulation 2003;107:2908-13

54. Gurbel PA, Tantry US. Drug insight: Clopidogrel nonresponsiveness.

Nat Clin Pract Cardiovasc Med 2006;3:387-95

55. Hall P, Nakamura S, Maiello L, Itoh A, Blengino S; Martini G, Ferraro M, Colombo A. A randomized comparison of combined ticlopidine and aspirin therapy versus aspirin therapy alone after successful intravascular ultrasound-guided stent implantation. Circulation 1996;93:215-22

56. Hansen DD, Auth DC, Hall M, Ritchie JL. Rotational endarterectomy in normal canine coronary arteries: preliminary report. J Am Coll Cardiol 1988;11:1073-7

57. Haque SF, Matsubayashi H, Izumi S, Sugi T, Arai T, Kondo A, Makino T. Sex difference in platelet aggregation detected by new aggregometry using light scattering. Endocr J 2001;48(1):33-41

58. Harbrecht U. Die Thrombozytenaggregation: Physiologie und Biochemie. In: Müller-Berghaus G, Pötzsch B, Hrsg. Hämostaseologie, Molekulare und zelluläre Mechanismen, Pathophysiologie und Klinik. Berlin Heidelberg New York: Springer, 1998:27-35

59. Hartung J. Statistik. München: Oldenbourg 1995

60. Haude M, Erbel R, Issa H, Straub U, Rupprecht HJ, Treese N, Meyer J. Subacute thrombotic complications after intracoronary implantation of Palmaz-Schatz stents. Am Heart J 1993;126:15-22

61. Held C, Asenblad N, Bassand JP, Becker RC, Cannon CP, Claeys MJ, Harrington RA, Horrow J, Husted S, James SK, Mahaffey KW, Nicolau JC, Scirica BM, Storey RF, Vintila M, Ycas J, Wallentin L. Ticagrelor versus clopidogrel in patients with acute coronary syndromes undergoing coronary artery bypass surgery: results from the PLATO (Platelet Inhibition and Patient Outcomes) trial. J Am Coll Cardiol. 2011;57(6):672-84

62. Ho PM, Maddox TM, Wang L, Fihn SD, Jesse RL, Peterson ED, Rumsfeld JS. Risk of adverse outcomes associated with concomitant use of clopidogrel and proton pump inhibitors following acute coronary syndrome. JAMA 2009;301:937-44

63. Holmsen H. Platelet secretion and energy metabolism. In: Colman RW, Hirsh J, Marder VJ, Salzman EW, eds. Hemostasis and thrombosis. Basic principles and clinical practice. Philadelphia: Lippincott, 1994:524-45

64. Ivandic BT, Schlick P, Staritz P, Kurz K, Katus HA, Giannitsis E. Determination of clopidogrel resistance by whole blood platelet aggregometry and inhibitors of the $P2Y_{12}$ receptor. Clin Chem 2006;52:383-8

65. Jacoby D, Mohler ER 3rd. Drug treatment of intermittent claudication. Drugs 2004;64(15):1657-70

66. Jambor C, Weber C, Gerhardt K, Preibisch D, Zwissler B. Point of care measuring of

platelet aggregation with the novel impedance aggregometer Multiplate – the optimal preanalytical conditions required. DAK 2007;Hamburg,5.-8.Mai 2007:PO 4.6.8

67. Johnson A, Dovlatova N, Heptinstall S. Multiple electrode aggregometry and P2Y(12) antagonists. Thromb Haemost 2008;99:1127-9

68. Joner M, Finn AV, Farb A, Mont EK, Kolodgie FD, Ladich E, Kutys R, Skorija K, Gold HK, Virmani R. Pathology of drug-eluting stents in humans: delayed healing an late thrombotic risk. J Am Coll Cardiol 2006;48:193-202

69. Juurlink DN, Gomes T, Ko DT, Szmitko PE, Austin PC, Tu JV, Henry DA, Kopp A, Mamdani MM. A population-based study of the drug interaction between proton pump inhibitors and clopidogrel. CMAJ 2009;180:713-8

70. Kastrati A, Schomig A, Dietz R, Neumann FJ, Richardt G. Time course of restenosis during the first year after emergency coronary stenting. Circulation 1993;87:1498-505

71. Kehrel BE. Blutplättchen: Biochemie und Physiologie. Hämostaseologie 2003;23:149-58

72. Klouche M. Diagnostic methods for platelet function analysis. Transfus Mes Hemother 2007;34:20-32

73. Ko JW, Desta Z, Soukhova NV, Tracy T, Flockhart DA. In vitro inhibition of the cytochrome P450 (CYP450) system by the antiplatelet drug ticlopidine: potent effect on CYP2C19 and CYP2D6. Br J Clin Pharmacol 2000;49(4):343-51

74. Kornowski R, Hong MK, Tio FO, Bramwell O, Wu H, Leon MB. In-stent restenosis: contributions of inflammatory responses and arterial injury to neointimal hyperplasia. J Am Coll Cardiol 1998;31:224-30

75. Lagerqvist B, James SK, Stenestrand U, Lindbäck J, Nilsson T, Wallentin L; SCAAR Study Group. Long-term outcomes with drug-eluting stents versus bare-metal stents in Sweden. N Engl J Med 2007;356:1009-19

76. Langer H, Gawaz M. Die Rolle der Thrombozyten in der Pathophysiologie des akuten Koronarsyndroms. Hämostaseologie 2006;26:114-8

77. Lechner K. Laboratoriumsdiagnose hämatologischer Erkrankungen – 2. Blutgerinnungsstörungen. Berlin Heidelberg New York: Springer 1982:129-31

78. Lee BK, Lee SW, Park SW, Lee SW, Park DW, Kim YH, Lee CW, Hong MK, Kim JJ, Jang S, Chi HS, Park SJ. Effects of Triple Antiplatelet Therapy (Aspirin, Clopidogrel, and Cilostazol) on Platelet Aggregation and P-Selectin Expression in Patients Undergoing Coronary Artery Stent Implantation. Am J Cardiol 2007;100:610-4

79. Lee SW, Park SW, Hong MK, Kim YH, Lee BK, Song JM, Han KH, Lee CW, Kang

DH, Song JK, Kim JJ, Park SJ. Triple versus dual antiplatelet therapy after coronary stenting: impact on stent thrombosis. J Am Coll Cardiol 2005;46:1833-7

80. Leon MB, Baim DS, Popma JJ, Gordon PC, Cutlip DE ; Ho KK, Giambartolomei A, Diver DJ, Lasorda DM, Williams DO, Pocock SJ, Kuntz RE. A clinical trial comparing three anti-thrombotic drug regimens after coronary artery stenting. New Engl J Med 1998;338:1665-71

81. Lev EI, Ramchandani M, Garg R, Wojciechowski Z, Builes A, Vaduganathan M, Tripathy U, Kleiman NS. Response to aspirin and clopidogrel in patients scheduled to undergo cardiovascular surgery. J Thromb Thrombolysis 2007;24:15-21

82. Levine P. The effect of thrombocytopenia on the determination of platelet aggregation. J Clin Pathol 1976;65:79-82

83. Maass D, Zollikofer CL, Largiader F, Senning A. Radiological follow-up of transluminally inserted vascular endoprostheses: an experimental study using expanding spirals. Radiology 1984;152:659-63

84. Mani H, Lindhoff-Last E. Resistenz gegen Azetylsalizylsäure und Clopidogrel. Hämostaseologie 2006;26:229-38

85. Mani H, Linnemann B, Luxembourg B, Kirchmayr K, Lindhoff-Last E. Response to aspirin and clopidogrel monitored with different platelet function methods. Platelets 2006;17:303-10

86. Marcucci R, Gori AM, Paniccia R, Giusti B, Valente S, Giglioli C, Buonamici P, Antoniucci D, Abbate R, Gensini GF. Cardiovascular death and nonfatal myocardial infarction in acute coronary syndrome patients receiving coronary stenting are predicted by residual platelet reactivity to ADP detected by a point-of-care assay: a 12-month follow-up. Circulation 2009;119:237-42

87. Marcucci R, Paniccia R, Antonucci E, Poli S, Gori AM, Valente S, Giglioli C, Lazzeri C, Prisco D, Abbate R, Gensini GF. Residual platelet reactivity is an independent predictor of myocardial injury in acute myocardial infarction patients on antiaggregant therapy. Thromb Haemost 2007;98(4):844-51

88. Matetzky S, Shenkman B, Guetta V, Shechter M, Bienart R, Goldenberg I, Novikov I, Pres H Savion N, Varon D, Hod H. Clopidogrel resistance is associoated with increased risk of recurrent atherothrombotic events in patients with acute myocardial infarction. Circulation 2004;109:3171-5

89. Mega JL, Close SL, Wiviott SD, Shen L, Hockett RD, Brandt JT, Walker JR, Antman EM, Macias W, Braunwald E, Sabatine MS. Cytochrome p-450 polymorphisms and re-

sponse to clopidogrel. N Engl J Med 2009;360(4):354-62

90. Morice MC, Serruys PW, Sousa JE, Fajadet J, Ban Hayashi E, Perin M, Colombo A, Schuler G, Barragan P, Guagliumi G, Molnàr F, Falotico R; RAVEL Study Group. A randomized comparison of a sirolimus-eluting stent with a standard stent for coronary revascularization. N Engl J Med 2002;346:1773-80

91. Moses JW, Leon MB, Popma JJ, Fitzgerald PJ, Holmes DR, O'Shaughnessy C, Caputo RP, Kereiakes DJ, Williams DO, Teirstein PS, Jaeger JL, Kuntz RE; SIRIUS Investigators. Sirolimus-eluting stents versus standard stents in patients with stenosis in a native coronary artery. N Engl J Med 2003;349:1315-23

92. Müller I, Seyfarth M, Rüdiger S, Wolf B, Pogatsa-Murray G, Schömig A, Gawaz M. Effect of a high loading dose of clopidogrel on platelet function in patients undergoing coronary stent placement. Heart 2001;85:92-3

93. Müller-Berghaus G. Physiologie des Hämostasesystems. In: Mueller-Eckhardt C, Kiefel V, Hrsg. Transfusionsmedizin, Grundlagen- Therapie – Methodik. Berlin Heidelberg New York: Springer, 2004:49-78

94. Nakamura S, Colombo A, Gaglione S, Almagor Y, Goldberg SL, Maiello L, Finci L, Tobis JM. Intracoronary ultrasound observations during stent implantation. Circulation 1994;89:2026-34

95. Neubauer H, Lask S, Engelhardt A, Mügge A. How to optimise clopidogrel therapy? Reducing the low-response incidence by aggregometry-guided therapy modification. Thromb Haemost 2008;99(2):357-62

96. Nguyen TA, Diodati JG, Pharand C. Resistance to clopidogrel: a review of the evidence. J Am Coll Cardiol 2005;45(8):1157-64

97. O'Donoghue M, Wiviott SD. Clopidogrel response variability and future therapies: clopidogrel: does one size fit all? Circulation 2006;114(22):e600-6

98. O'Donoghue ML, Braunwald E, Antman EM, Murphy SA, Bates ER, Rozenman Y, Michelson AD, Hautvast RW, Ver Lee PN, Close SL, Shen L, Mega JL, Sabatine MS, Wiviott SD. Pharmacodynamic effect and clinical efficacy of clopidogrel and prasugrel with or without a proton-pump inhibitor: an analysis of two randomised trials. Lancet 2009;374:989-97

99. Price MJ. Bedside evaluation of thienopyridine antiplatelet therapy. Circulation 2009;119:2625-32

100. Price MJ, Berger PB, Teirstein PS, Tanguay JF, Angiolillo DJ, Spriggs D, Puri S, Robbins M, Garratt KN, Bertrand OF, Stillabower ME, Aragon JR, Kandzari DE, Stinis CT,

Lee MS, Manoukian SV, Cannon CP, Schork NJ, Topol EJ; GRAVITAS Investigators. Standard- vs high-dose clopidogrel based on platelet function testing after percutaneous coronary intervention: the GRAVITAS randomized trial. JAMA 2011;305(11):1097-105.

101. Puel J, Joffre F, Rousseau H, Guermonprez JL, Lancelin P, Morice JM, Valeix B, Imbert C, Bounhoure JP. Self-expanding coronary endoprosthesis in the prevention of restenosis following transluminal angioblasty. Preliminary clinical study. Arch Mal Coeur Vaiss 1987;80:1311-2

102. Rassen JA, Choudhry NK, Avorn J, Schneeweiss S. Cardiovascular outcomes and mortality in patients using clopidogrel with proton pump inhibitors after percutaneous coronary intervention or acute coronary syndrome. Circulation 2009;120(23):2322-9

103. Rousseau H, Puel J, Joffre F, Sigwart U, Duboucher C, Imbert C, Knight C, Kropf L, Wallsten H. Self-expanding endovascular prosthesis: an experimental study. Radiology 1987;164:709-14

104. Rowe MH, Hinohara T, White NW, Robertson GC, Selmon MR, Simpson JB. Comparison of dissection rates and angiographic results following directional coronary atherectomy and coronary angioblasty. Am J Cardiol 1990;66:49-53

105. Ruggeri ZM. Platelet-vessel wall interactions in flowing blood. In: Colman RW, Hirsh J, Marder VJ, Clowes AW, George JN, eds. Hemostasis and thrombosis. Basic principles and clinical practice. Philadelphia: Lippincott, 2001:683-98

106. Ruß M, Cremer J, Krian A, Meinertz T, Werdan K, Zerkowski HR. Differenzialtherapie der chronischen koronaren Herzkrankheit. Dtsch Arztebl Int 2009;106(15):253-61

107. Sachs L. Angewandte Statistik. 6. Aufl. Berlin Heidelberg New York: Springer 1984

108. Saltiel E, Ward A. Ticlopidine. A review of its pharmacodynamic and pharmacokinetic properties, and therapeutic efficacy in platelet-dependent disease states. Drugs 1987;34(2):222-62

109. Savage B, Shattil SJ, Ruggeri ZM. Modulation of platelet function through adhesion receptors. A dual role for glycoprotein IIb-IIIa (integrin alpha IIb beta 3) mediated by fibrinogen and glycoprotein Ib-von Willebrand factor. Biol Chem 1992;267:11300-6

110. Savcic M, Hauert J, Bachmann F, Wyld PJ, Geudelin B, Cariou R. Clopidogrel loading dose regimens: kinetic profile of pharmacodynamic response in healthy subjects. Semin Thromb Hemost 1999;25:Suppl 2:15-9

111. Savion N, Varon D. Impact - the cone and plate(let) analyzer: testing platelet function and anti-platelet drug response. Pathophysiol Haemost Thromb 2006;35:83-8

112. Schambeck CM. PFA-100®: Globaltest der primären Hämostase?
J Lab Med 2002;26(11/12):557-62
113. Schatz RA. A view of vascular stents. Circulation 1989;79:445-57
114. Schatz RA, Palmaz JC, Tio FO, Garcia F, Garcio O, Reuter SR. Balloon-expandable intracoronary stents in the adult dog. Circulation 1987;76:450-7
115. Schomig A, Neumann FJ, Kastrati A, Schühlen H, Blasini R, Hadamitzky M, Walter H, Zitzmann-Roth EM, Richardt G, Alt E, Schmitt C, Ulm K. A randomized comparison of antiplatelet and anticoagulant therapy after the placement of coronary-artery stents. N Engl J Med 1996;334:1084-9
116. Schuhmann CG, Sohn HY, Schiele T, Leibig M, Lison S, Klauss V, Krötz F. Erhöhte individuelle Thrombozytenreagibilität ist ein Risikofaktor für das Vorliegen einer verminderten Clopidogrel-Response im Multiplate Assay.
DGK 2009;Mannheim,16.-18.April 2009:V1680
117. Schwartz RS, Huber KC, Murphy JG, Edwards WD, Camrud AR, Vlietstra RE, Holmes DR. Restenosis and the proportional neointimal response to coronary artery injury: results in a porcine model. J Am Coll Cardiol 1992;19:267-74
118. Schwarz UR, Eigenthaler M. Platelet flow cytometry - a new dimension.
J Lab Med 2002;26(11/12):594-9
119. Serruys PW, de Jaegere P, Kiemeneij F, Macaya C, Rutsch W, Heyndrickx G, Emanuelsson H, Marco J, Legrand V, Materne P, Belardi J, Sigwart U, Goy JJ, van den Heuvel P, Delcan J, Morel MA; Benestent Study Group. A comparison of balloon-expandable-stent implantation with balloon angioplasty in patients with coronary artery disease. N Engl J Med 1994;331:489-95
120. Serruys PW, Strauss BH, Beatt KJ, Bertrand ME, Puel J, Rickards AF, Meier B, Goy JJ, Vogt P, Kappenberger L, Sigwart U. Angiographic follow-up after placement of a self-expanding coronary artery stent. N Engl J Med 1991;324:13-7
121. Seyfert UT, Haubelt H, Vogt A, Hellstern P. Variables influencing Multiplate(TM) whole blood impedance platelet aggregometry and turbidimetric platelet aggregation in healthy individuals. Platelets 2007;18(3):199-206
122. Sibbing D, Braun S, Jawanski S, Schomig A, Kastrati A, Von Beckerath N. Assessment of ADP-induced platelet aggregation with light transmission aggregometry and multiple electrode platelet aggregometry before and after clopidogrel treatment.
Thromb Haemost 2008;99:121-6
123. Sibbing D, Braun S, Morath T, Mehilli J, Vogt W, Schömig A, Kastrati A, von

Beckerath N. Platelet reactivity after clopidogrel treatment assessed with point-of-care analysis and early drug-eluting stent thrombosis. J Am Coll Cardiol 2009;53:849-56

124. Sibbing D, Morath T, Stegherr J, Braun S, Vogt W, Hadamitzky M, Schömig A, Kastrati A, von Beckerath N. Impact of proton pump inhibitors on the antiplatelet effects of clopidogrel. Thromb Haemost 2009;101(4):714-9

125. Sigwart U, Puel J, Mirkovitch V, Joffre F, Kappenberger L. Intravascular stents to prevent occlusion and restenosis after transluminal angioplasty. N Engl J Med 1987;316:701-6

126. Siller-Matula J, Lang I, Christ G, Jilma B. Calcium-channel blockers reduce the antiplatelet effect of clopidogrel. J Am Coll Cardiol 2008;52:1557-63

127. Siller-Matula JM, Spiel AO, Lang IM, Kreiner G, Christ G, Jilma B. Effects of pantoprazole and esomeprazole on platelet inhibition by clopidogrel. Am Heart J 2009;157:148.e1-5

128. Simon T, Verstuyft C, Mary-Krause M, Quteineh L, Drouet E, Méneveau N, Steg PG, Ferrières J, Danchin N, Becquemont L; French Registry of Acute ST-Elevation and Non-ST-Elevation Myocardial Infarction (FAST-MI) Investigators. Genetic determinants of response to clopidogrel and cardiovascular events. N Engl J Med 2009;360(4):363-75.

129. Small DS, Farid NA, Payne CD, Weerakkody GJ, Li YG, Brandt JT, Salazar DE, Winters KJ. Effects of the proton pump inhibitor lansoprazole on the pharmacokinetics and pharmacodynamics of prasugrel and clopidogrel. J Clin Pharmacol 2008;48:475-84

130. Smith JW, Steinhubl SR, Lincoff AM, Coleman JC, Lee TT, Hilman RS, Coller BS. Rapid platelet-function assay: an automated and quantitative cartridge-based method. Circulation 1999;99:620-5

131. Snoep JD, Hovens MM, Eikenboom JC, van der Bom JG, Jukema JW, Huisman MV. Clopidogrel nonresponsiveness in patients undergoing percutaneous coronary intervention with stenting: a systematic review and meta-analysis. Am Heart J 2007;154:221-31

132. Spannagl M, Jambor C. Baseline Platelet Reactivity as Determined by TRAP-6 Induced Aggregation in Whole Blood Is Related to the Rate of NON-Responsiveness to Clopidogrel. Blood 2008;112:Abstract 5362

133. Stanek EJ. http://www.theheart.org/article/977905.do (Stand: 3. November 2009)

134. Stettler C, Wandel S, Allemann S, Kastrati A, Morice MC, Schömig A, Pfisterer ME, Stone GW, Leon MB, de Lezo JS, Goy JJ, Park SJ, Sabaté M, Suttorp MJ, Kelbaek H, Spaulding C, Menichelli M, Vermeersch P, Dirksen MT, Cervinka P, Petronio AS, Nordmann AJ, Diem P, Meier B, Zwahlen M, Reichenbach S, Trelle S, Windecker S,

Jüni P. Outcomes associated with drug-eluting and bare-metal stents: a collaborative network meta-analysis. Lancet 2007;370:937-48

135. Stone GW, Ellis SG, Cox DA, Hermiller J, O'Shaughnessy C, Mann JT, Turco M, Caputo R, Bergin P, Greenberg J, Popma JJ, Russell ME; TAXUS-IV Investigators. A polymer-based, paclitaxel-eluting stent in patients with coronary artery disease. N Engl J Med 2004;350:221-31

136. Swallow RA, Agarwala RA, Dawkins KD, Curzen NP. Thromboelastography: potential bedside tool to assess the effects of antiplatelet therapy? Platelets 2006;17:385-92

137. Talley JD, Hurst JW, King SB 3rd, Douglas JS jr, Roubin GS, Gruentzig AR, Anderson HV, Weintraub WS. Clinical outcome 5 years after attempted percutaneous transluminal coronary angioplasty in 427 patients. Circulation 1988;77:820-9

138. Thebault JJ, Kieffer G, Cariou R. Single-dose pharmacodynamics of clopidogrel. Semin Thromb Hemost 1999;25:Suppl 2:3-8

139. Toth O, Calatzis A, Penz S, Losonczy H, Siess W. Multiple electrode aggregometry: a new device to measure platelet aggregation in whole blood. Thromb Haemost 2006;96:781-8

140. Wenaweser P, Rey C, Eberli FR, Togni M, Tüller D, Locher S, Remondino A, Seiler C, Hess OM, Meier B, Windecker S. Stent thrombosis following bare-metal stent implantation: success of emergency percutaneous coronary intervention and predictors of adverse outcome. Eur Heart J 2005;26(12):1180-7

141. Wieneke H, Böse D, Haude M, Eggebrecht H, Konorza T, Naber C, Erbel R. Koronare Stents – Von der Idee zum High-Tech-Implantat. Med Klin 2005;100:505-11

142. Wittwer M. Dynabyte GmbH, München; persönliche Mitteilung

143. Wiviott SD, Braunwald E, McCabe CH, Montalescot G, Ruzyllo W, Gottlieb S, Neumann FJ, Ardissino D, De Servi S, Murphy SA, Riesmeyer J, Weerakkody G, Gibson CM, Antman EM; TRITON-TIMI 38 Investigators. Prasugrel versus clopidogrel in patients with acute coronary syndromes. N Engl J Med 2007;357:2001-15

# Danksagung

Herrn Prof. Dr. med. Wolfgang von Scheidt danke ich sehr herzlich für die Überlassung dieses interessanten Themas sowie die stets geduldige und freundliche Betreuung und Beratung in allen Phasen der Arbeit.

Weiterhin danke ich Herrn Dr. rer. oec. Hans-Georg Ruf, Diplomwirtschaftsmathematiker, und Herrn Prof. Dr. med. Bernhard Kuch, ehemals Oberarzt der I. Medizinischen Klinik am Klinikum Augsburg, für die engagierte Unterstützung bezüglich der statistischen Methoden und Auswertungen, sowie Herrn Prof. Dr. Dr. Werner Ehret, ehemals Chefarzt des Instituts für Laboratoriumsmedizin, Mikrobiologie und Umwelthygiene am Klinikum Augsburg, für die Möglichkeit, die Multiplate®-Messungen und sonstigen Laboruntersuchungen in seinem Insitut durchführen zu dürfen.
Den Medizinisch-Technischen Laboratoriumsassistentinnen der Abteilung Hämostaseologie gilt mein Dank für die tatkräftige Unterstützung bei der Durchführung der Analysen.

Großen Dank möchte ich der Fördergemeinschaft des Herzzentrums Augsburg-Schwaben für die Finanzierung des Multiplate®-Geräts aussprechen.

Nicht zuletzt möchte ich meinen Eltern danken, durch deren ideelle und materielle Unterstützung mein Studium und diese Arbeit erst ermöglicht wurden.

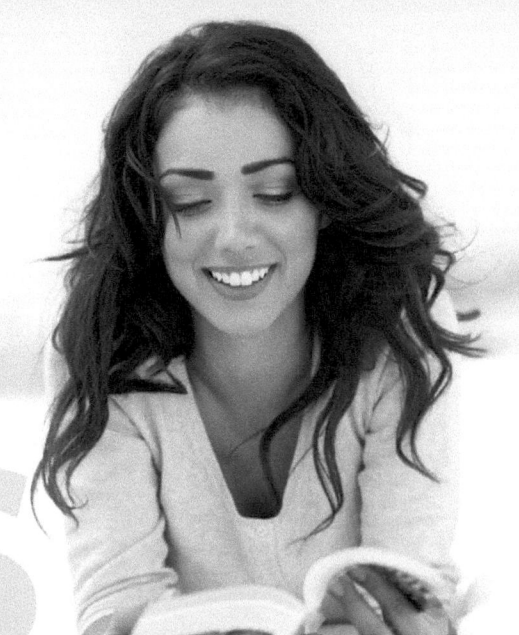

# i want morebooks!

Buy your books fast and straightforward online - at one of world's fastest growing online book stores! Environmentally sound due to Print-on-Demand technologies.

## Buy your books online at
## www.get-morebooks.com

Kaufen Sie Ihre Bücher schnell und unkompliziert online – auf einer der am schnellsten wachsenden Buchhandelsplattformen weltweit! Dank Print-On-Demand umwelt- und ressourcenschonend produziert.

## Bücher schneller online kaufen
## www.morebooks.de

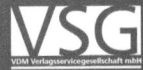

VDM Verlagsservicegesellschaft mbH
Heinrich-Böcking-Str. 6-8
D - 66121 Saarbrücken

Telefon: +49 681 3720 174
Telefax: +49 681 3720 1749

info@vdm-vsg.de
www.vdm-vsg.de

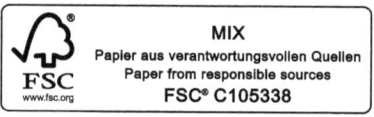

Printed by Books on Demand GmbH, Norderstedt / Germany